LE RÉGIME ANTI-INFLAMMATOIRE

BLANCHE REY

SOMMAIRE

INTRODUCTION

Si vous avez mal aux articulations, aux muscles ou aux tendons lorsque vous bougez, les médicaments anti-inflammatoires sont la solution. Il peut s'agir de la prise de corticostéroïdes (préscrits par votre médecin), de l'utilisation d'un médicament contre le rhume en vente libre contenant de l'ibuprofène ou de l'adoption d'un régime alimentaire plus sain, par exemple en remplaçant les aliments transformés par des fruits et légumes frais. À mesure que les gens deviennent plus actifs pour lutter contre des maladies comme l'arthrose et le syndrome du canal carpien, les anti-inflammatoires deviennent de plus en plus courants. Cependant, certains médecins les prescrivent pour les maux de tête permanents qui sont exacerbés par l'activité physique.

Mangez plus d'aliments anti-inflammatoires et moins d'aliments inflammatoires pour contrôler l'inflammation. Essayez de manger une grande variété d'aliments riches en nutriments, en graisses saines et en antioxydants. En somme, c'est l'idée du régime anti-inflammatoire.

Il existe des aliments qui augmentent l'inflammation et d'autres qui la réduisent. Dans le régime anti-inflammatoire, les aliments transformés, les aliments contenant du sucre ajouté, les viandes rouges et l'alcool sont déconseillés ou limités. Il préfère plutôt les aliments riches en acides gras oméga-3, les céréales complètes et les graisses saines. Beaucoup d'antioxydants sont fournis par ces aliments anti-inflammatoires, qui sont importants car ils aident le corps à se débarrasser des radicaux libres. Pour éliminer les radicaux libres, notre corps produit naturellement des antioxydants, mais parfois, il faut également des antioxydants alimentaires. Bien que les radicaux libres soient un sous-produit de certains processus tels que le métabolisme, des irritants externes tels que le stress ou une mauvaise alimentation peuvent augmenter leur niveau dans l'organisme.

Je vous prie de me laisser un avis après avoir lu ce livre. J'ai travaillé dur sur ce produit, comme vous le savez, et j'espère sincèrement que vous l'apprécierez!

CHAPITRE 1. LES AVANTAGES D'UN REGIME ANTI-INFLAMMATOIRE

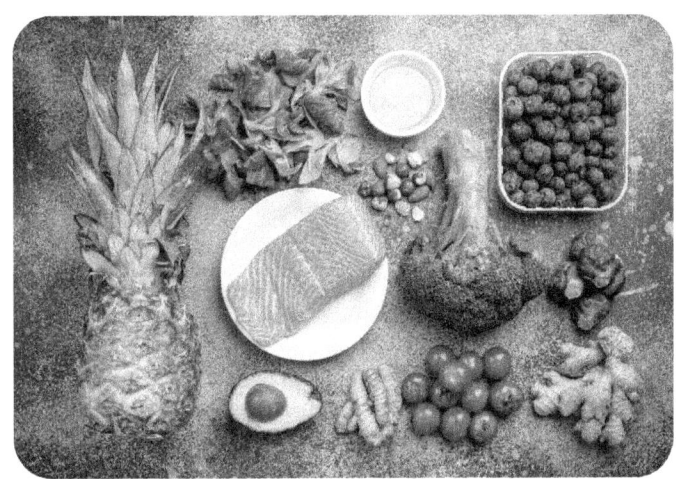

Principes du régime anti-inflammatoire

Il est crucial de se rappeler de consommer moins de sucre. "Sucre" n'est pas seulement le sucre de table. Les glucides raffinés sont transformés en sucre par l'organisme. Les glucides raffinés comprennent du pain blanc, du riz blanc et des frites. Selon l'American Heart Association (2018), les hommes devraient consommer environ 9 cuillères à café de sucre par jour, tandis que les femmes devraient consommer environ 6 cuillères à café de sucre par jour. Bien que je sache que les biscuits et le chocolat sont tentants, il faut résister et tendre la main vers un fruit à la place.

Réduisez votre consommation de produits laitiers : Les produits laitiers frais peuvent occasionnellement provoquer une inflammation, mais les produits laitiers fermentés, comme le yaourt, peuvent être consommés sans danger.

Il est important de consommer beaucoup de fruits et de légumes frais : Ce sont d'excellentes sources de vitamines, de fibres et d'antioxydants.

Il est important de consommer des aliments riches en oméga-3 : Nous manquons souvent de cet acide gras dans notre alimentation. Parce qu'ils sont présents dans les huiles végétales et les aliments transformés, nous consommons beaucoup d'oméga-6, mais ils doivent être compensés par des oméga-3.

L'accent du régime anti-inflammatoire est mis sur les aliments frais et sains. Nous sommes tous d'accord pour dire que les aliments transformés nuisent à notre corps, je crois. Vous pouvez éviter ces aliments en planifiant vos repas.

Tous ces aliments qui peuvent lutter contre l'inflammation sont inclus dans le régime. De plus, vous devez éliminer tous les aliments qui ont tendance à provoquer une inflammation. Le régime anti-inflammatoire est plus lié à un mode de vie qu'à un régime alimentaire conventionnel. Il s'agit d'un programme alimentaire qui aide à réduire ou à minimiser les inflammations de faible intensité dans votre corps. De plus, vous devez augmenter la quantité de légumes et de fruits que vous mangez chaque jour, réduire la quantité de viande rouge et de produits laitiers, choisir des glucides complexes et éviter les aliments transformés. De plus, vous devez consommer des aliments riches en oméga 3, comme le flétan, les moules, le saumon et les anchois.

Le plan pour obtenir le meilleur de votre régime anti-inflammatoire

1. Votre régime anti-inflammatoire doit inclure des fibres.

Les fibres aident votre intestin à rester en bonne santé. Les fibres alimentaires aident également à maintenir une glycémie saine et à augmenter la sensibilité de l'organisme à l'insuline.

2. Les fruits et les légumes sont vos suppléments nutritifs.

Les personnes à la recherche des meilleurs compléments nutritionnels ont toutes les raisons d'abandonner leur recherche. La majorité des nutriments nécessaires à un corps et un esprit sain proviennent des fruits et des légumes. Ils réduisent l'inflammation et sont faciles à digérer. Ils réduisent l'inflammation et sont faciles à digérer.

Vous devez manger quatre ou cinq portions de fruits et légumes par jour. Les légumes verts à feuilles, les légumes crucifères et les fruits sont des aliments anti-inflammatoires. Votre programme anti-inflammatoire ne fonctionnera pas si vous les évitez. Ils donnent du goût à votre vie et vous font paraître aussi sain et énergique qu'ils le sont.

3. Les crucifères combinées à l'oignon, au gingembre et à l'ail peuvent vous aider à vous sentir mieux.

Il est communément admis que les légumes crucifères tels que le brocoli, le chou-fleur et les choux de Bruxelles sont pleins de nutriments. Leurs effets anti-inflammatoires sont très puissants. En ajoutant du gingembre, de l'ail et de l'oignon à vos recettes, vous pouvez augmenter leur puissance et leur saveur. Ils coopèrent pour renforcer votre système immunitaire. L'ajout d'oignon, de gingembre et d'ail à vos plats augmentera également leur saveur. Pour améliorer le goût, vous pouvez également utiliser d'autres épices.

4. Une consommation excessive de graisses saturées peut être nocive.

Votre santé peut être affectée négativement par les graisses saturées. En plus d'augmenter le risque de maladies cardiaques, ils peuvent également entraîner la libération de radicaux libres. Avec 2000 calories, vous ne devez pas consommer plus de 20 grammes de graisses saturées par jour.

Il faut diminuer la consommation de viande rouge. Elle est riche en graisses et difficile à digérer. Pour réduire l'accumulation de composés toxiques pendant la cuisson, marinez-la avec des herbes, des épices, du vinaigre et des jus de fruits frais avant de la manger.

5. Les acides gras oméga-3 sont cruciaux

Les noix, les fruits de mer, les légumes et les fruits sont riches en acides gras oméga-3. Ces aliments doivent être consommés dans une quantité adéquate chaque jour. Les acides gras oméga-3 contribuent à la réduction de l'inflammation et à la réduction du risque de maladies chroniques liées à l'inflammation. Les acides gras oméga-3 peuvent prévenir le cancer, l'arthrite, les maladies cardiaques et les troubles neurodégénératifs.

6. Mangez plus de poissons d'eau froide.

Les acides gras oméga-3 sont abondants dans les poissons sauvages d'eau froide comme le saumon, le maquereau et la truite. De plus, ils contiennent la plupart des autres vitamines et minéraux nécessaires. Votre immunité est considérablement améliorée par la consommation quotidienne ou hebdomadaire de poissons d'eau froide sauvages. Ces poissons contiennent tous les antioxydants dont un régime anti-inflammatoire a besoin. Vous pouvez utiliser des suppléments d'huile de poisson à distillation moléculaire à la place si vous ne voulez pas manger de poisson ou si vous avez du mal à obtenir du poisson d'eau froide pêché à l'état sauvage. Il serait très regrettable de se priver de l'une de ces options.

7. Utilisez des huiles saines pour obtenir les meilleurs résultats.

Sans huiles et graisses, la nourriture peut sembler incomplète. Cependant, être négligent dans le choix de vos huiles peut vous coûter cher. Une mauvaise huile peut nuire à votre coeur et stimuler la production de radicaux libres. Bien que votre corps ait besoin de graisses, elles ne sont pas nécessairement mauvaises.

L'huile d'olive vierge et extra vierge sont des alternatives saines aux huiles. L'huile de colza ou de tournesol pressée peut également être utilisée. Ces huiles contiennent beaucoup de polyphénols, qui sont des antioxydants.

8. Pour améliorer la saveur de vos repas, utilisez des épices et des fruits.

Il est essentiel de comprendre que si vous ne faites pas preuve de maîtrise de soi, tous vos efforts et votre assurance ne serviront à rien. Sans le goût, les choses peuvent devenir monotones. Cependant, chercher du sucre raffiné et des édulcorants artificiels peut être une erreur grave. Ces produits provoquent non seulement une accumulation excessive de fructose, mais ils peuvent également provoquer une résistance à l'insuline et augmenter le risque de diabète de type 2.

Les fruits sont une alternative naturelle au sucre. Les fruits régulent la glycémie et les fibres digestives absorbent l'excès de glucose. Les fruits peuvent améliorer votre santé tout en ajoutant de la saveur à vos repas. Un autre moyen d'ajouter de la saveur aux plats est d'utiliser des épices.

9. Vous pouvez aller loin avec une ou deux portions de haricots et de légumineuses par jour.

Lorsque les légumes sont trop cuits, ils perdent leurs nutriments. Cependant, les légumineuses et les haricots ne font pas partie de cette catégorie. Ils sont polyvalents et fournissent des fibres solubles, des protéines et des minéraux essentiels. Ils sont à la fois délicieux et riches en nutriments. Ils ne seront pas suffisants si vous ne les incluez pas dans votre régime anti-inflammatoire quotidien.

10. L'exercice est également essentiel.

L'importance de l'activité physique dans votre régime anti-inflammatoire est un fait très important que vous ne devez jamais oublier. L'exercice renforce votre système immunitaire et aide votre corps à lutter contre l'inflammation. Les nutriments nécessaires peuvent être absorbés rapidement par votre système et il peut mieux lutter contre les maladies chroniques. Même une marche rapide, par exemple, peut aider à réguler vos hormones et à maintenir un équilibre sain. Vous serez plus calmé et rajeuni.

L'importance du régime alimentaire anti-inflammatoire

Nous devons choisir un régime anti-inflammatoire pour notre santé. Les aliments contenant des antioxydants et des vitamines qui ralentissent la réponse inflammatoire sont abondants.

Le régime anti-inflammatoire n'est pas une idée récente, elle existe depuis longtemps. De nombreuses personnes l'ont fait et ont connu un grand succès. Vous pourriez être surpris d'apprendre que votre cuisine préférée peut causer des dommages corporels.

La santé cardiaque bénéficie du régime anti-inflammatoire : Selon une étude de la Northwestern University, les aliments riches en acides gras oméga 3, tels que le poisson, les noix et les plantes, peuvent protéger le système cardiovasculaire contre l'inflammation. Le risque de développer une maladie cardiaque peut être réduit de moitié en mangeant du poisson deux fois par semaine.

Vos articulations bénéficient d'un régime anti inflammatoire : En protégeant vos articulations, les régimes anti-inflammatoires peuvent réduire votre risque d'ostéoporose. Les acides gras oméga-3 peuvent aider à maintenir vos os sains et solides. La National Ostéoporoses Foundation affirme également que les régimes anti-inflammatoires contiennent des antioxydants qui peuvent aider à lutter contre cette maladie.

Votre intestin bénéficie d'un régime anti-inflammatoire : "Pourquoi ai-je mal au ventre?" est une question fréquente. Les aliments riches en fibres et en substances chimiques anti-inflammatoires, comme les fruits, les légumes et les céréales complètes, peuvent vous soulager si vous souffrez du syndrome du côlon irritable (SCI) ou d'une pouchite.

Vous pouvez éviter de devenir obèse en suivant un régime anti-inflammatoire. Un régime anti-inflammatoire avertit contre la suralimentation, qui peut entraîner l'obésité et l'accumulation de tissus adipeux.

Les régimes inflammatoires et l'obésité peuvent être liés de diverses manières. La consommation accrue de viandes transformées, de glucides raffinés et de malbouffe peut entraîner des problèmes de santé. Une personne devra manger davantage pour compenser le manque de calories et de satiété car ces repas manquent de fibres et de calories. Deuxièmement, une personne qui suit un régime inflammatoire peut passer plus de temps à l'intérieur, ce qui lui permet de consommer plus de calories tout en bougeant moins.

Un régime anti-inflammatoire peut aider les personnes souffrant déjà de troubles inflammatoires. Les régimes inflammatoires, par exemple, qui excluent les sucres et les glucides raffinés, peuvent provoquer l'obésité, le diabète de type 2 et le syndrome métabolique. Les céréales complètes comme le riz brun, qui est riche en fibres et an un faible indice glycémique, sont idéales pour un régime anti-inflammatoire.

De plus, un régime anti-inflammatoire peut aider à lutter contre la fatigue. L'inflammation est un signe que le système immunitaire fonctionne mal. Lorsque le système immunitaire est entièrement dévoué, les niveaux d'histamine augmentent, ce qui rend la personne somnolente, fatiguée et grincheuse. Le système immunitaire vous fatigue, ce qui permet à votre corps de ralentir et de conserver son énergie. L'idée que la fatigue favorise le repos et la guérison plutôt que de limiter davantage l'organisme est également présente. Un régime anti-inflammatoire réduit ou élimine l'inflammation, réduisant ou éliminant les effets de la fatigue sur le système immunitaire.

Il est possible de perdre du poids en suivant un régime anti-inflammatoire qui n'a rien à voir avec l'obésité. Vous pouvez être en surpoids ou sur le point de le devenir même si vous n'êtes pas obèse. La consommation excessive de glucides et de sucres raffinés est considérée comme la cause de la prise de poids involontaire ainsi que d'autres causes non alimentaires, telles que la sédentarité. Les aliments à base de glucides raffinés manquent de nutriments et nécessitent plus de calories que leur besoin calorique.

Un régime anti-inflammatoire peut aider à dormir mieux. De diverses manières, le régime alimentaire peut contribuer à une mauvaise qualité du sommeil ou à un rythme de sommeil irrégulier. Si vous suivez un régime inflammatoire, vous aurez du mal à dormir régulièrement et vous aurez du mal à dormir. Un régime inflammatoire peut entraîner des problèmes alimentaires, comme se réveiller au milieu de la nuit pour manger, ce qui peut perturber la qualité et la durée du sommeil. Vous pouvez avoir besoin de fréquents épisodes de sommeil bref en raison de la fatigue, ce qui perturbera votre nuit de sommeil. Heureusement, vous pouvez mieux dormir en réduisant l'inflammation et en veillant à ce que vos repas soient équilibrés en calories et en minéraux avec un régime anti-inflammatoire.

L'avantage le plus important de suivre un régime anti-inflammatoire est qu'il peut réduire votre risque de maladie cardiaque. Selon des études, les personnes qui suivent un régime anti-inflammatoire sont nettement moins susceptibles de développer une maladie cardiaque que les personnes qui ne suivent pas ce régime. Comment se produit-il? Un régime anti-inflammatoire réduit l'inflammation dans votre corps, qui est liée au développement des maladies cardiaques.

Les aliments à consumer

- Les légumes à feuilles sombres comprennent des épinards et du chou frisé.
- Les fruits sont mûres, les myrtilles et les cerises.
- raisins.
- Brocoli et choux-fleur.
- Le thé fait dans l'herbe.
- Lentilles et haricots.
- Avocat et noix de coco.
- Les olives.
- Huile de palme.
- Les fruits à coque tels que les pignons de pin, les pistaches, les amandes, les noix, etc.
- Les poissons d'eau froide comprennent le saumon et les sardines, ainsi que d'autres variétés.
- Cannelle, curcuma et autres épices.
- Chocolat.
- Les pastèques.
- Les œufs.
- Tomates.

Aliments à éviter

La viande rouge est une source importante d'inflammation dans le corps. Elle an augmenté trois marqueurs sanguins liés aux maladies cardiaques et au cancer. Les exemples incluent la lipoprotéine, l'homocystéine et la protéine C-réactive (CRP).

Les graisses trans sont associées à un risque plus élevé de maladies cardiaques, d'accidents vasculaires cérébraux, de diabète et de maladies inflammatoires comme la maladie de Crohn et la polyarthrite rhumatoïde.

Le lait entier : Une étude publiée dans Nutrition Research a révélé que boire du lait entier peut causer de l'inflammation chez les adultes en surpoids.

Le corps peut produire plus de protéines inflammatoires lorsqu'il est exposé au sucre. Il y a eu une corrélation entre cette augmentation et divers problèmes de santé, tels que l'asthme, la polyarthrite rhumatoïde et la maladie d'Alzheimer.

Les colorants bleus #1 et #2 : sont couramment utilisés pour donner aux aliments une apparence plus vivante et attrayante. Il a été démontré que les colorants synthétiques augmentent le risque d'allergies, de cancer, de TDAH et d'inflammation.

La caféine est un stimulant naturel qui peut augmenter le niveau d'énergie, mais elle peut également augmenter l'inflammation.

Les viandes transformées, comme le bacon, les saucisses et le jambon, sont souvent pleines de sodium et de conservateurs, deux substances connus pour causer des inflammations.

Les aliments transformés, en particulier les fast-foods, sont riches en sel ajouté, en sucre et en autres additifs qui causent de nombreuses inflammations.

CHAPITRE 2. RECETTES POUR LE PETIT-DEJEUNER

1. Toast petit-déjeuner mexicain

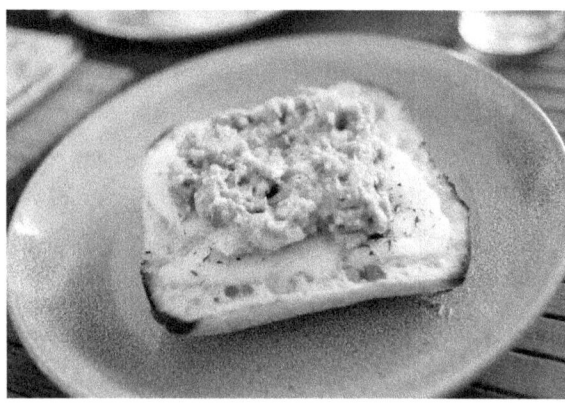

Temps de préparation : 5 minutes

Temps de cuisson : 0 minute

Nombre de portions : 2

Ingrédients :

• 2 tranches de pain germé grillé (60g)
• 2 cuillères à soupe de hummus (40g)
• ½ tasse d'épinards hachés (30g)
• ¼ oignon rouge coupé en fines tranches (30g)
• ½ tasse de germes (30g)
• 1 avocat coupé en fines tranches (120g)
• ¼ c. à thé de sel de l'Himalaya
Yaourt épicé
• 3 cuillères à soupe de yaourt non sucré (60g)
• ½ lime pressé (30ml)
• 1 c. à thé de cumin (2g)
• 1 c. à thé de cayenne (2g)

Instructions :

Dans un petit bol, fouettez bien tous les ingrédients de la Spicy Yogurt.
Posez les tranches de pain grillé sur des assiettes et étalez une cuillère à soupe de houmous sur chacune. Placez de l'épinard sur chaque tranche, puis la Spicy Yogurt, l'oignon rouge, les germes et l'avocat. Saupoudrez chaque tranche de sel et servez.

Nutrition :

• Calories : 438 kcal
• Glucides : 15 g
• Protéines : 23 g
• Graisses : 36 g
• Graisses saturées : 12 g
• Sodium : 1457 mg
• Fibres : 3 g

2. Cornet de petit-déjeuner italien

Temps de préparation : 35 minutes

Temps de cuisson : 30 minutes

Servings : 2

Ingrédients :

• 2 patates douces, pelées et coupées en cubes de 1 cm - 500 g
• 2 cuillères à soupe d'huile d'olive - 28 g
• ½ oignon rouge, haché - 50 g
• ½ poivron rouge, coupé en deux et tranché - 75 g
• ½ poivron vert, coupé en deux et tranché - 75 g
• 1 gousse d'ail, hachée - 5 g
• ½ cuillère à café de sel de l'Himalaya - 2,5 g
• ½ cuillère à café de poivre noir, concassé - 2 g
• ¼ cuillère à café de paprika - 1 g
• 4 feuilles de sauge fraîches, finement tranchées - 4 g
• 1 cuillère à café d'origan - 2 g
• ¼ cuillère à café de flocons de chili rouge - 0,5 g
• 1 tasse de tempeh, émietté - 150 g
• 1 cuillère à soupe de persil, haché - 5 g

Instructions :

Placez les cubes de patates douces dans une petite casserole et augmentez le feu à un niveau moyen-élevé. Porter à feu vif et cuire pendant cinq minutes. Il faut que les pommes de terre soient tendres, mais pas molles. Égoutter et stocker.
L'huile doit être chauffée dans une grande poêle à feu moyen-doux. L'oignon, les poivrons, l'ail et les patates douces doivent être ajoutés. Faites cuire pendant dix minutes en remuant régulièrement.
Le sel, le poivre, le paprika, la sauge, l'origan et les flocons de chili doivent être mélangés. Après avoir cuit pendant deux minutes, ajoutez le tempeh émietté. Cuire encore deux minutes puis retirer du feu.
Garnir de persil avant de servir.

Nutrition :

- Calories : 43 kcal
- Glucides : 4 g
- Protéines : 1 g
- Graisses : 3 g
- Sodium : 110 mg
- Fibres : 1 g
- Sucres : 1 g

3. Bateau petit-déjeuner à la papaye

Temps de préparation: 5 minutes

Temps de cuisson: 0 minutes

Servings: 2

Ingredients:

- 500 g de papaye, coupée en deux dans le sens de la longueur, et graines enlevées
- 250 g de yaourt, non sucré
- 1 lime, zesté
- 45 g de flocons d'avoine crus
- 15 g de noix de coco, non sucrée, râpée
- 125 g de banane, tranchée
- 60 g de framboises
- 15 g de noix, hachées
- 5 g de graines de chia
- 5 g de miel brut

Instructions :

Placez les moitiés de papaye sur des assiettes et ajoutez du yaourt sur chaque moitié.
Ensuite, ajoutez le zeste de lime, les flocons d'avoine, la noix de coco, la banane, les framboises, les noix et les graines de chia sur chaque moitié.
Arrosez de miel et servez.

Nutrition:

- Calories: 60 kcal
- Glucides: 5 g
- Protéines: 6 g
- Graisses: 3 g
- Sodium: 90 mg
- Fibres: 1 g
- Sucre: 1 g

4. Parfait Summer Medley

Temps de préparation: 10 minutes

Temps de cuisson: 0 minutes

Portions: 2

Ingrédients:

- 100g de noix de cajou crue
- 10g de miel brut
- 1.5g d'extrait de vanille
- 0.625g d'extrait d'amande
- 2.5g de jus de citron
- 0.625g de sel de l'Himalaya
- 225g de fraises, équeutées, coupées et divisées
- 5g de menthe fraîche, finement tranchée
- 225g de melon d'eau, coupé en dés
- 2.5g de zeste de citron
- 50g d'amandes, coupées en lanières et grillées

Instructions :

Dans un robot culinaire, mélangez les noix de cajou égouttées, le miel brut, l'extrait de vanille, l'extrait d'amande, le jus de citron et le sel. Ajoutez la moitié des fraises et mixez jusqu'à ce que tout soit bien mélangé. Versez le mélange de noix de cajou dans des bols de service ou des verres et garnissez avec les fraises restantes, la menthe, le melon d'eau, le zeste de citron et les amandes.
Servez immédiatement.

Nutrition:

- Calories: 11 kcal
- Glucides: 2 g

5. Smoothie laitue et orange

Temps de préparation: 5 minutes

Temps de cuisson: 0 minute

Servings: 2

Ingrédients:

- 1 tasse d'eau de noix de coco
- 1 tasse de feuilles de laitue, fraîches
- 1 citron vert, pressé
- 1 orange de Séville, pelée
- 1 c. à soupe de poudre de bromure plus
- ½ d'un avocat de taille moyenne, dénoyauté

Instructions :

Prenez un mixeur haute puissance, allumez-le, puis placez tous les ingrédients à l'intérieur dans l'ordre.

Couvrez le mixeur avec son couvercle et pulsez à vitesse élevée pendant 1 minute ou plus.

Nutrition:

- Calories: 140,5 kcal
- Carbohydrates: 19,7 g
- Fat: 5,5 g
- Fiber: 8,4 g
- Protein: 3,2 g

6. Smoothie détox aux pommes

Temps de préparation: 5 minutes

Temps de cuisson: 0 minutes

Portions: 2

Ingrédients:

- 2 tasses d'eau de source
- 2 tasses de feuilles d'amarante
- 2 pommes fraîches moyennes, évidées
- 1 citron vert pressé
- ¼ d'avocat

Instructions :

Prenez un mixeur puissant, allumez-le, puis placez tous les ingrédients à l'intérieur, dans l'ordre.
Couvrez le mixeur avec son couvercle, puis pulsez à haute vitesse pendant 1 minute ou plus.

Nutrition:

- Calories: 141 kcal
- Glucides: 27,5 g
- Graisse: 2,8 g
- Fibres: 7,5 g
- Protéines: 1,4 g

7. Smoothie aux baies et graines de chanvre

Temps de préparation: 5 minutes

Temps de cuisson: 0 minutes

Portions: 2

Ingrédients:

- 1 tasse d'eau de source
- 2 tasses de laitue fraîche
- 1 banane moyenne, pelée

- 1 tasse de baies fraîches mélangées
- 1 orange de Séville, pelée
- 1 cuillère à soupe de graines de chanvre
- ¼ d'avocat, dénoyauté

Instructions :

Prenez un mixeur puissant, allumez-le, puis placez tous les ingrédients à l'intérieur, dans l'ordre.
Couvrez le mixeur avec son couvercle, puis pulsez à haute vitesse pendant 1 minute ou plus.

Nutrition:

- Calories: 216 kcal
- Glucides: 36,2 g
- Graisse: 5,5 g
- Fibres: 10,8 g
- Protéines: 5,4 g

8. Smoothie aux poires, baies et quinoa

Temps de préparation: 5 minutes

Temps de cuisson: 0 minute

Portions: 2

Ingrédients:

- 2 tasses d'eau de source
- ½ avocat, dénoyauté
- 2 poires fraîches, coupées en dés
- ½ tasse de quinoa cuit
- ¼ tasse de myrtilles fraîches entières

Instructions :

Prenez un mixeur puissant, allumez-le, puis placez tous les ingrédients à l'intérieur, dans l'ordre.
Couvrez le mixeur avec son couvercle, puis pulsez à haute vitesse pendant 1 minute ou plus.

Nutrition:

- Calories: 325,5 kcal
- Glucides: 57 g
- Graisse: 7,6 g
- Fibres: 11,4 g
- Protéines: 7,3 g

9. Pudding aux graines de chia

Temps de préparation: 5 heures

Temps de cuisson: 0 minutes

Portions: 2

Ingrédients:

• 85 g de graines de chia
• 28 g d'amandes, trempées
• 240 ml de lait de chanvre faible en gras
• 57 g de figues
• 1 cuillère à café de stevia liquide

Instructions :

Hacher les amandes et les mettre dans 2 pots Mason.
Ajouter les graines de chia, la stevia liquide et les figues.
Ajouter ensuite le lait de chanvre et bien mélanger le mélange.
Sceller les couvercles et placer le repas dans le réfrigérateur.
Laisser le pudding aux graines de chia au réfrigérateur pendant au moins 5 heures.
Dégustez!

Nutrition:

• Calories: 360 kcal
• Graisse: 23,8 g
• Glucides: 28,6 g
• Protéines: 12,8 g

10. Œufs brouillés

Temps de préparation: 8 minutes

Temps de cuisson: 5 minutes

Portions: 4

Ingrédients:

• 4 œufs, battus
• 56g de cresson
• 113g de pain de seigle sans gluten
• 21g de lait d'amande faible en gras
• 13g d'huile d'olive
• 1 pincée de sel

Instructions :

Mélanger les œufs battus et le lait d'amande. Ajouter du sel et remuer doucement.
Faire chauffer l'huile d'olive dans une poêle.
Ajouter ensuite le mélange d'œufs battus et cuire pendant 1 minute à feu moyen-élevé.

Puis, remuer les œufs (les brouiller) et cuire pendant 30 secondes de plus.
Brouiller les œufs une fois de plus et cuire à feu doux avec le couvercle fermé pendant 2 minutes de plus.
Après avoir cuit les œufs brouillés, les transférer sur les tranches de pain de seigle et ajouter le cresson.
Servir!

Nutrition:

• Calories: 102 kcal
• Graisse: 6,7 g
• Glucides: 4 g
• Protéines: 6,6 g

11. Flocons d'avoine style muesli

Temps de préparation: 5 minutes

Temps de cuisson: 0 minutes

Portions: 1

Ingrédients:

• 1 tasse de flocons d'avoine
• 1 tasse de lait d'amande
• 2 cuillères à soupe de raisins secs
• 1 pomme, pelée et coupée en dés
• Une pincée de sel
• 2 cuillères à café de Splenda

Instructions :

Faire tremper les flocons d'avoine dans le lait avec le sel, le Splenda et les raisins secs dans un bol en verre.
Couvrir et réfrigérer le bol pendant 2 heures.
Ajouter les dés de pomme et mélanger.
Servir.

Nutrition:

• Calories: 519 kcal
• Matieres grasses totales: 31,4 g
• Matieres grasses saturées: 25,9 g
• Cholestérol: 0 mg
• Sodium: 99 mg
• Glucides: 57,8 g
• Fibres: 8,7 g
• Sucre: 2,3 g
• Protéines: 6,5 g

12. Avoine coupée à l'acier

Temps de préparation: 15 minutes

Temps de cuisson: 35 minutes

Portions: 1

Ingrédients:

- 1 cuillère à soupe de beurre d'amande
- 1 tasse de flocons d'avoine à grains entiers
- 3 tasses d'eau bouillante
- ½ tasse de lait d'amande
- ½ tasse plus 1 cuillère à soupe de lait de noix de cajou
- 1 cuillère à soupe de Splenda
- ¼ cuillère à café de cannelle

Instructions :

Faire fondre le beurre d'amande avec les flocons d'avoine dans une casserole. Remuer pendant 2 minutes, puis ajouter l'eau bouillante. Porter le mélange à feu doux et cuire pendant 25 minutes.
Ajouter la moitié du lait d'amande et du lait de noix de cajou. Cuire pendant 10 minutes.
Incorporer tous les ingrédients restants et servir.

Nutrition:

- Calories: 412 kcal
- Matieres grasses totales: 24,8 g
- Matieres grasses saturées: 12,4 g
- Cholestérol: 3 mg
- Sodium: 132 mg
- Glucides: 43,8 g
- Fibres alimentaires: 13,9 g
- Sucre: 21,5 g
- Protéines: 18,9 g

13. Crêpes à la banane

Temps de préparation: 15 minutes

Temps de cuisson: 8 minutes

Portions: 2

Ingrédients:

- 60 grammes de flocons d'avoine
- 60 grammes de farine d'arrow-root
- 1,25 grammes de poudre à pâte biologique
- 1,25 grammes de bicarbonate de soude biologique
- 0,625 grammes de cannelle moulue
- 60 ml de lait d'amande non sucré
- 2 blancs d'œufs biologiques
- 30 grammes de beurre d'amande
- 30 grammes de banane pelée et bien écrasée
- 0,625 grammes d'extrait de vanille biologique
- 15 ml d'huile d'olive
- 30 grammes de banane pelée et tranchée

Instructions :

Ajouter la farine, les flocons d'avoine, la poudre à pâte, le bicarbonate de soude et la cannelle dans un grand bol. Bien mélanger.
Dans un autre bol, mélanger le lait d'amande, les blancs d'œufs, le beurre d'amande, la banane écrasée et la vanille. Bien mélanger.
Ajouter le mélange de farine et mélanger bien.
Faire chauffer l'huile dans une grande poêle à feu moyen-doux.
La moitié du mélange doit être ajoutée et cuite pendant environ une à deux minutes.
Retournez de l'autre côté et continuez à cuire pendant 1 à 2 minutes supplémentaires.Répéter avec le mélange restant.
Servir garni de tranches de banane.

Nutrition:

Calories: 244 kcal
Matieres grasses totales: 12,7 g
Matieres grasses saturées: 1,3 g
Cholestérol: 0 mg
Sodium: 222 mg
Glucides: 26,6 g
Fibres alimentaires: 4,6 g
Sucre: 8,3 g
Protéines: 9,8 g

14. Salsa à la mangue

Temps de préparation: 15 minutes

Temps de cuisson: 0 minutes

Portions: 6

Ingrédients:

- 1 avocat, pelé, dénoyauté et coupé en cubes
- 2 cuillères à soupe de jus de citron vert frais
- 1 mangue, pelée, dénoyautée et coupée en cubes
- 1 tasse de tomates cerises, coupées en deux
- 1 piment jalapeño, épépiné et haché
- 1 cuillère à soupe de coriandre fraîche, hachée
- Sel de mer, au goût

Instructions :

Ajouter l'avocat et le jus de citron vert dans un grand bol et bien mélanger.
Ajouter les ingrédients restants et mélanger pour combiner.
Servir immédiatement.

Nutrition:

- Calories: 108 kcal
- Matieres grasses totales: 6,8 g
- Matieres grasses saturées: 1,4 g
- Cholestérol: 0 mg
- Sodium: 43 mg
- Glucides: 12,6 g
- Fibres alimentaires: 3,6 g
- Sucre: 8,7 g
- Protéines: 1,4 g

15. Gazpacho à l'avocat

Temps de préparation: 15 minutes

Temps de cuisson: 0 minutes

Portions: 6

Ingrédients:

- 3 gros avocats, pelés, dénoyautés et coupés en morceaux
- ⅓ tasse de feuilles de coriandre fraîche
- 3 tasses de bouillon de légumes fait maison
- 2 cuillères à soupe de jus de citron frais
- 1 cuillère à café de cumin moulu
- Sel de mer, au goût

Instructions :

Ajouter tous les ingrédients dans un mixeur à haute vitesse et pulsionner jusqu'à ce que la texture soit lisse. Transférer le mélange dans un grand bol.
Couvrir le bol et réfrigérer pendant au moins 2 à 3 heures avant de servir.

Nutrition:

- Calories: 227 kcal
- Matieres grasses totales: 20,4 g
- Matieres grasses saturées: 4,4 g
- Cholestérol: 0 mg
- Sodium: 429 mg
- Glucides: 9,4 g
- Fibres alimentaires: 6,8 g

- Sucre: 1 g
- Protéines: 4,5 g

16. Smoothie à la mangue et à la banane

Temps de préparation: 15 minutes

Temps de cuisson: 0 minutes

Portions: 1

Ingrédients:

- 1 tasse d'eau de source
- 2 tasses de légumes verts
- ½ banane, pelée
- 1 mangue fraîche, pelée et coupée en tranches

Instructions :

Prendre un mixeur à haute vitesse, l'allumer, puis placer tous les ingrédients à l'intérieur, dans l'ordre.
Couvrir le mixeur avec son couvercle et mixer à haute vitesse pendant 1 minute.

Nutrition:

- Calories: 95 kcal
- Fibres alimentaires: 6 g
- Protéines: 10 g

17. Smoothie pour éliminer les toxines

Temps de préparation: 15 minutes

Temps de cuisson: 0 minutes

Portions: 1

Ingrédients:

- Un citron vert
- Un concombre
- 1 tasse de pastèque, coupée en cubes et épépinée

Instructions :

Laver et couper en dés le concombre. Ajouter la pastèque et le concombre dans le mixeur et mélanger jusqu'à ce que les ingrédients soient combinés. Vous ne devriez pas avoir besoin d'ajouter d'eau supplémentaire car la pastèque et le concombre contiennent principalement de l'eau.
Couper le citron vert en deux et presser le jus dans le smoothie. Déguster.

Nutrition:

- Calories: 111 kcal
- Fibres alimentaires: 4 g
- Sucre: 1 g

18. Smoothie aux baies et à la pêche

Temps de préparation: 5 minutes

Temps de cuisson: 5 minutes

Portions: 2

Ingrédients:

- 1 tasse d'eau de coco
- 1 cuillère à soupe de graines de chanvre
- 1 cuillère à soupe d'agave
- ½ tasse de fraises
- ½ tasse de myrtilles
- ½ tasse de cerises
- ½ tasse de pêches

Instructions :

Mettre tous les ingrédients dans un mixeur et mélanger jusqu'à ce que le mélange soit lisse et crémeux. Servir.

Nutrition:

- Calories: 98 kcal
- Fibres alimentaires: 6 g
- Sucre: 2 g

19. Smoothie végétarien à l'avocat

Temps de préparation : 5 minutes

Temps de cuisson : 5 minutes

Portions : 3

Ingrédients :

- 1 tasse d'eau
- ½ orange de Séville, pelée
- 1 avocat
- 1 concombre, pelé
- 1 tasse de chou frisé
- 1 tasse de glaçons

Instructions :

Mettre tous les ingrédients dans un mixeur, puis mixer jusqu'à obtenir une consistance lisse et crémeuse. Servir et déguster.

Nutrition:

- Calories : 104 kcal
- Fibres : 4 g
- Protéines : 2 g

20. Smoothie aux pommes et aux myrtilles

Temps de préparation: 15 minutes

Temps de cuisson: 0 minutes

Portions: 1

Ingrédients :

- ½ pomme
- 1 datte
- ½ tasse de myrtilles
- ½ tasse de callaloo pétillant
- 1 c. à soupe de graines de chanvre
- 1 c. à soupe de graines de sésame
- 2 tasses d'eau de noix de coco pétillante à la gelée douce
- ½ c. à soupe de poudre de bromure plus

Instructions :

Mélanger tous les ingrédients dans un mixeur à haute vitesse. Servir et déguster !

Nutrition:

- Calories : 98 kcal
- Sucres : 3 g
- Protéines : 17 g

21. Smoothie alcalin à la papaye

Temps de préparation: 10 minutes

Temps de cuisson: 0 minute

Portions: 2

Ingrédients:

- 1/2 grande papaye, avec les graines
- 4-5 dattes
- 2 bananes burro

• 227 g d'eau de source fraîche
• 1 cuillère à soupe de poudre de bromure plus
• Jus d'un demi citron vert

Instructions :

Pour faire votre shake minéral alcalin, mélangez tous les ingrédients dans le blender. Ajoutez dans des verres de service.
Servir et apprécier.

Nutrition:

• Calories: 101 kcal
• Lipides: 3,6 g
• Protéines: 1 g
• Glucides: 17,1 g

22. Smoothie aux baies pour la santé du cœur

Temps de préparation: 15 minutes

Temps de cuisson: 0 minutes

Portions: 2

Ingrédients:

• 1 cuillère à soupe de poudre de bromure plus
• 250 g de fraises
• 250 g de myrtilles
• 250 g de mûres
• 250 g de framboises
• 250 g de noix

Instructions :

Mélanger tous les ingrédients dans un mixer haute vitesse.
Verser dans un verre de service.
Servir et savourer.

Nutrition:

• Calories: 83 kcal
• Matériaux gras: 5,1 g
• Protéine: 2,8 g
• Glucides: 9,1 g

23. Smoothie à la pastèque

Temps de préparation : 5 minutes

Temps de cuisson : 0 minute

Portions : 2

Ingrédients :

• 4 tasses de pastèque, évidée, coupée en dés
• Jus de 4 citrons verts
• 4 concombres, évidés, tranchés

Instructions :

Prenez un blender puissant, allumez-le, puis placez tous les ingrédients à l'intérieur, dans l'ordre.
Couvrez le blender avec son couvercle et pulsez à grande vitesse pendant 1 minute ou plus.

Nutrition:

• Calories : 123 kcal
• Glucides : 26,1 g
• Lipides : 0,8 g
• Fibres : 6,2 g
• Protéines : 2,5 g

24. Porridge pour petit-déjeuner

Temps de préparation : 10 minutes

Temps de cuisson : 50 minutes

Portions : 2

Ingrédients :

• 50 g de riz rouge ou sauvage
• 50 g de flocons d'avoine
• 25 g d'orge perlé
• 1 bâton de cannelle
• 1 à 2 c. à soupe de Splenda (édulcorant)
• 1/4 c. à café de sel
• 25 g de fruits secs (canneberges, cerises, raisins)
• Noix hachées, sirop d'érable et/ou lait, pour servir (en option)

Instructions :

Faire tremper le riz, l'orge, la semoule et l'avoine dans 1,2 L d'eau dans une cocotte-minute.
Ajouter le bâton de cannelle, le Splenda, l'écorce d'orange, le sel et les fruits secs.
Couvrir la cocotte-minute et cuire pendant 50 minutes en mode manuel. Servir avec des noix.

Nutrition:

- Calories : 331 kcal
- Lipides totaux : 2,5 g
- Lipides saturés : 0,5 g
- Cholestérol : 0 mg
- Sodium : 595 mg
- Glucides : 69 g
- Fibres : 12,2 g
- Sucres : 12,5 g
- Protéines : 8,7 g

25. Omelette aux champignons et au poivron

Temps de préparation: 10 minutes

Temps de cuisson: 10 minutes

Portions: 2

Ingrédients:

- 2 cuillères à soupe d'huile d'olive extra-vierge
- 1 poivron rouge, tranché
- 1 tasse de champignons tranchés
- 6 œufs, battus
- ½ cuillère à café de sel de mer
- ⅛ cuillère à café de poivre noir fraîchement moulu

Instructions :

L'huile d'olive doit être chauffée dans une grande poêle antiadhésive à feu moyen-élevé jusqu'à ce qu'elle scintille. Ajouter les champignons et le poivron rouge. Cuire pendant environ 4 minutes, remuant de temps en temps, jusqu'à ce qu'ils soient tendres.

Dans un bol moyen, fouetter les oeufs, le sel et le poivre. Verser les œufs sur les légumes et cuire pendant environ trois minutes sans remuer jusqu'à ce que les bords des œufs se figent.

Tirer doucement les œufs des bords de la poêle avec une spatule en caoutchouc. Incliner la poêle pour que les œufs crus s'écoulissent vers les bords. Cuire pendant 2 à 3 minutes ou jusqu'à ce que les bords et le centre des œufs se figent.

Plier l'omelette en deux avec une spatule. Coupez en morceaux et servez.

Nutrition:

- Calories: 336
- Graisse: 27 g
- Protéine: 18 g
- Glucides: 7 g
- Fibre: 1 g
- Sucre: 5 g

- Sodium: 656 mg

26. Œufs brouillés au saumon fumé

Temps de préparation: 5 minutes

Temps de cuisson: 8 minutes

Portions: 4

Ingrédients:

- 2 cuillères à soupe d'huile d'olive extra-vierge
- 170 g de saumon fumé, émietté
- 8 œufs, battus
- 1/4 cuillère à café de poivre noir fraîchement moulu

Instructions :

Faire chauffer l'huile d'olive dans une grande poêle antiadhésive à feu moyen-élevé jusqu'à ce qu'elle soit brillante.

Ajouter le saumon et faire cuire pendant 3 minutes en remuant.

Dans un bol moyen, fouetter les œufs et le poivre. Ajouter les œufs à la poêle et cuire pendant environ 5 minutes en remuant doucement, jusqu'à ce qu'ils soient cuits.

Nutrition:

- Calories: 236
- Graisse: 18 g
- Protéine: 19 g
- Glucides: 0 g
- Fibre: 0 g
- Sucre: 0 g
- Sodium: 974 mg

27. Œufs écossais à la dinde hachée

Temps de préparation : 10 minutes

Temps de cuisson : 25 minutes

Portions : 2

Ingrédients :

- 208 g de viande de dinde hachée maigre
- ½ c. à thé de poivre noir
- ½ c. à thé de muscade
- ½ c. à thé de cannelle
- ½ c. à thé de clous de girofle
- ½ c. à thé de tarragon séché
- ½ tasse de persil finement haché

- ½ c. à soupe de ciboulette séchée
- 1 gousse d'ail finement hachée
- 4 œufs de poules en liberté, bouillis et pelés

Instructions :

Préchauffer le four à 190°C (375°F).

Couvrir une plaque à pâtisserie de papier sulfurisé.

Mélanger la viande de dinde avec la cannelle, la muscade, le poivre, les clous de girofle, le tarragon, la ciboulette, le persil et l'ail dans un bol de mélange et mélanger avec les mains jusqu'à ce que le mélange soit homogène.

Diviser la mixture en 4 formes circulaires avec les paumes des mains.

Aplatir chacune en forme de crêpe à l'aide des dos de vos mains ou d'un rouleau à pâtisserie.

Envelopper la galette de viande autour d'un œuf, jusqu'à ce qu'elle soit recouverte. (Vous pouvez humidifier la viande avec de l'eau d'abord pour éviter qu'elle ne colle à vos mains).

Enfourner au four pendant 25 minutes ou jusqu'à ce qu'elle soit brune et croustillante.

Servir et déguster !

Nutrition:

- Calories : 502
- Graisses : 30 g
- Protéines : 55 g
- Glucides : 3 g
- Fibres : 1 g
- Sucres : 1 g
- Sodium : 290 mg

28. Smoothie aux baies vertes

Temps de préparation : 10 minutes

Temps de cuisson : 0 minute

Portions : 2

Ingrédients :

- 1 poignée de feuilles de chou kale
- 1 tasse de myrtilles
- 2 c. à soupe de jus de lime
- 1 c. à soupe de varech
- 1 c. à soupe de graines de chanvre
- 1 tasse de lait de coco

Instructions :

Verser tous les ingrédients dans un mélangeur. Mélanger pendant 30 secondes à la fois jusqu'à ce que le mélange soit homogène.

Vous pouvez diluer avec de l'eau pour obtenir l'épaisseur désirée.

Nutrition:

- Calories : 118 kcal
- Protéines : 11 g
- Fibres : 17 g
- Sucres : 8 g

29. Smoothie aux pommes et aux fruits

Temps de préparation : 10 minutes

Temps de cuisson : 0 minute

Portions : 2

Ingrédients :

- ½ pomme
- 1 poignée de feuilles de chou kale
- 1 tasse de myrtilles
- 2 c. à soupe de jus de lime
- 1 c. à soupe de varech
- 1 c. à soupe de graines de chanvre
- 1 tasse de lait de coco

Instructions :

Verser tous les ingrédients dans un mélangeur. Mélanger pendant 30 secondes à la fois jusqu'à ce que le mélange soit homogène.

Vous pouvez diluer avec de l'eau pour obtenir l'épaisseur désirée.

Nutrition:

- Calories : 209 kcal
- Protéines : 30 g
- Fibres : 24 g
- Sucres : 9 g

30. Smoothie détox à la pastèque

Temps de préparation : 10 minutes

Temps de cuisson : 0 minute

Portions : 2

Ingrédients :

Blanche Rey

- ½ pastèque, coupée en morceaux
- ¼ tasse de jus de raisin avec graines
- 1 pêche, coupée en morceaux

Instructions :

Verser tous les ingrédients dans un mélangeur. Mélanger pendant 30 secondes à la fois jusqu'à ce que le mélange soit homogène.
Vous pouvez diluer avec de l'eau pour obtenir l'épaisseur désirée.

Nutrition:

- Calories : 128 kcal
- Protéines : 2,2 g
- Fibres : 14 g
- Sucres : 4 g

CHAPITRE 3. RECETTES DE DEJEUNER

31. Salade de sarrasin

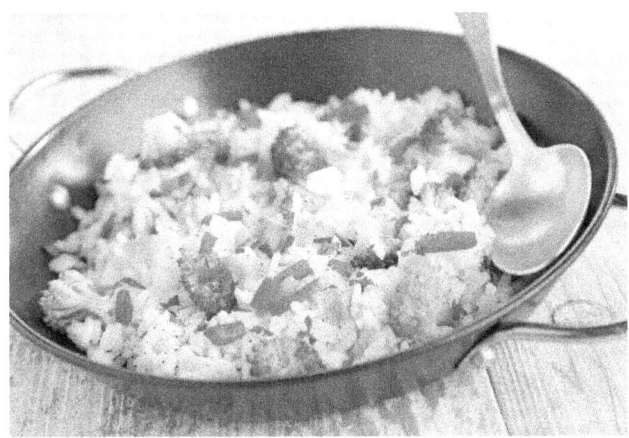

Temps de préparation : 10 minutes

Temps de cuisson : 15 minutes

Portions : 2

Ingrédients :

- 200 g de sarrasin cru, rincé
- 500 ml d'eau
- 2 poignées de feuilles de jeunes épinards frais, rincées
- Poignée de feuilles de basilic frais, rincées
- 2 oignons verts, parties blanches seulement, rincées et hachées
- Zeste de 1 citron
- Jus de ½ citron
- ½ oignon rouge, finement haché
- Sel rose de l'Himalaya selon le goût
- Poivre noir, fraîchement moulu selon le goût
- 60 ml d'huile d'olive extra-vierge
- 1 chili rouge, rincé et finement coupé
- 2 c. à soupe de pousses mélangées, rincées
- 1 avocat mûr, pelé, épépiné et coupé en tranches
- 40 g de feta (facultatif)

Instructions :

Mélanger le sarrasin et l'eau, puis porter à ébullition sur feu vif. Réduire le feu et cuire pendant 15 minutes ou jusqu'à ce qu'il soit doux. Retirer du feu et attendre que le feu se refroidisse.

Pendant ce temps, utilisez un robot culinaire pour mélanger le basilic, les jeunes épinards, les oignons verts, le zeste de citron et le jus de citron pendant 30 secondes. Ajouter le mélange d'herbes au sarrasin refroidi.

Avec du sel et du poivre, ajoutez l'oignon rouge. Disposer le sarrasin sur une planche à découper. Arroser d'huile d'olive et parsemer de chili coupé et de pousses. Des tranches d'avocat doivent être recouvertes, puis la feta peut être émiettée au-dessus et servie si nécessaire.

Nutrition:

- Calories : 685 kcal
- Graisses totales : 54 g
- Glucides totaux : 43 g
- Fibres : 16 g
- Sucres : 5 g

32. Salade de germes mélangés

Temps de préparation : 10 minutes

Temps de cuisson : 0 minute

Portions : 2

Ingrédients :

- 1 à 2 c. à soupe d'huile de noix de coco
- Jus de 1 citron
- Poignée de ciboulette fraîche, rincée et hachée
- Poignée de aneth frais, rincé et haché
- Poignée de persil frais, rincé et haché
- ½ c. à café de sel rose de l'Himalaya
- ½ c. à café de poivre noir, fraîchement moulu
- 1 oignon vert, rincé et haché
- 1 concombre, rincé et haché
- ½ tasse de pousses mélangées au choix (luzerne, radis, brocoli, fève mungo, cresson, etc.), rincées

Instructions :

Dans un mélangeur, combiner l'huile de noix de coco, le jus de citron, la ciboulette, l'aneth, le persil, le sel et le poivre, et mélanger jusqu'à ce qu'ils soient principalement lisses. Transférer dans un bol moyen. Incorporer l'oignon vert, le concombre et les pousses pour enrober, et servir.

Nutrition:

• Calories : 168 kcal
• Graisses totales : 14 g
• Glucides totaux : 12 g
• Fibres : 1 g
• Sucres : 4 g

33. Salade de quinoa thaïlandaise

Temps de préparation : 15 minutes

Temps de cuisson : 0 minute

Portions : 2

Ingrédients :

Pour la vinaigrette :
• ⅓ tasse d'eau, filtrée
• ¼ tasse de tahini
• 1 datte, dénoyautée
• 1 c. à soupe de graines de sésame
• 1 c. à soupe de vinaigre de cidre de pomme
• 2 c. à thé de tamari
• 1 c. à thé de jus de citron, fraîchement pressé
• 1 c. à thé d'huile de sésame, grillée
• 1 gousse d'ail, hachée
• ½ c. à café de sel rose de l'Himalaya

Pour la salade :
• 200 g de quinoa, rincé et cuit à la vapeur
• 100 g de roquette, rincée et hachée
• 1 tomate, rincée et coupée en tranches
• ¼ oignon rouge, rincé et coupé en dés

Instructions :

Pour faire la vinaigrette :

Mixer l'eau, le tahini, la datte, les graines de sésame, le vinaigre, le tamari, le jus de citron, l'huile de sésame, l'ail et le sel à haute vitesse jusqu'à obtenir une texture lisse.

Pour faire la salade :
Mélanger le quinoa, la roquette, la tomate et l'oignon rouge. Arroser de vinaigrette, bien remuer pour enrober, et servir.

Nutrition:

• Calories : 558 kcal
• Graisses totales : 25 g
• Glucides totaux : 69 g
• Fibres : 10 g
• Sucres : 4 g
• Protéines : 19 g

34. Salade de patates douces

Temps de préparation : 15 minutes

Temps de cuisson : 5 minutes

Portions : 2

Ingrédients :

Pour la vinaigrette :
• 125 ml d'huile de sésame
• 30 ml d'huile de noix de coco
• 30 ml de sauce soja légère
• 15 ml de sucre de noix de coco ou de miel cru
• 1 gousse d'ail écrasée

Pour la salade :
• 150 g de feuilles de roquette fraîches, rincées
• 1 oignon rouge, rincé et finement haché
• 1 tomate, rincée, épépinée et coupée en dés
• 15 ml d'huile de noix de coco
• 1 grande patate douce, nettoyée, épluchée et coupée en dés

Instructions :

Pour faire la vinaigrette :

Dans un petit bol, fouetter l'huile de sésame, l'huile de noix de coco, la sauce soja, le sucre de noix de coco et l'ail jusqu'à ce qu'ils soient bien mélangés. Réserver.

Pour faire la salade :
Dans un grand saladier, mélanger délicatement les feuilles de roquette, l'oignon rouge et la tomate. Réserver.
Dans une petite poêle sur feu moyen, faire chauffer l'huile de noix de coco. Ajouter la patate douce et cuire pendant 3 à 5 minutes en remuant jusqu'à ce qu'elle soit dorée.
Ajouter la patate douce à la salade à l'aide d'une cuillère à égoutter et remuer délicatement pour bien mélanger. Verser la vinaigrette sur la salade, remuer délicatement à nouveau pour enrober, et servir.

Nutrition:

• Calories : 550 kcal
• Graisses totales : 52 g
• Glucides totaux : 20 g
• Fibres : 3 g
• Sucres : 9 g

35. Salade Waldorf

Temps de préparation : 15 minutes plus une nuit pour tremper

Temps de cuisson : 0 minute

Portions : 2

Ingrédients :

Pour la vinaigrette :
• 1 avocat mûr, pelé et épépiné
• 1 cuillère à café de moutarde de Dijon
• ½ cuillère à café de sel rose de l'Himalaya
• Poivre fraîchement moulu
• Jus de ½ citron

Pour la salade :
• 2 tasses de pois chiches, en conserve, rincées et égouttées ou cuites, égouttées et refroidies

• 1 tasse de graines de tournesol, trempées dans de l'eau filtrée pendant la nuit et égouttées
• 2 pommes, rincées, évidées et coupées en petits morceaux
• ½ oignon rouge, rincé et haché finement
• 1 tige de céleri, rincé et haché
• 1 à 2 cuillères à café de aneth frais, haché et rincé

Instructions :

Pour faire la vinaigrette :
A l'aide d'une fourchette, écrasez ensemble l'avocat, la moutarde, le sel, le poivre et le jus de citron dans un petit bol.
Mettre de côté.

Pour faire la salade :
Dans un grand bol, mélanger les pois chiches, les graines de tournesol et la vinaigrette jusqu'à ce qu'ils soient bien combinés. Ajouter les pommes, l'oignon rouge et le céleri.
Saupoudrer d'aneth frais et servir.

Nutrition:

• Calories : 700 kcal
• Lipides totaux : 40 g
• Glucides totaux : 80 g
• Fibres : 28 g
• Protéines : 28 g

36. Quinoa farci de légumes avec courgettes à la vapeur

Temps de préparation : 10 minutes

Temps de cuisson : 15 minutes

Nombre de portions : 2-4

Ingrédients :

• 1 tasse de quinoa
• 1 1/2 tasse d'eau
• 2 cuillères à soupe de lait de coco
• ¾ de tasse de champignons, hachés
• 1 section de poivron rouge, hachée
• ¼ d'oignon, haché

- 1 tomate, hachée
- ½ cuillère à café de sel de mer
- Épices : une pincée de basilic, d'origan, de thym, de piment rouge
- ⅓ de courgette, tranchée

Instructions :

Plongez le quinoa pendant au moins 5 minutes, égouttez et rincez pour enlever le wax.

Ajoutez tous les ingrédients (à l'exception de la courgette) dans une casserole et portez à ébullition. Baisser la chaleur, puis laisser mijoter jusqu'à ce que l'eau soit absorbée.

Faites cuire les tranches de courgette à la vapeur pendant 5 à 10 minutes.

Dressez sur des assiettes et servez.

Nutrition:

- Calories : 104 kcal
- Protéines : 5,8 g
- Fibres : 2,1 g

37. Pâtes à l'ail et aux crevettes

Temps de préparation : 4 minutes

Temps de cuisson : 16 minutes

Servings: 4

Ingredients:

- 180g de spaghetti entier
- 340g de crevettes crues, épluchées et déveinées, coupées en morceaux de 2,5 cm
- 1 botte d'asperges
- 1 grand poivron, coupé en fines tranches
- 225g de petits pois frais
- 3 gousses d'ail hachées
- 5,7 g de sel casher
- 225g de yaourt nature sans gras
- 45ml de jus de citron
- 15ml d'huile d'olive extra vierge
- 2,5g de poivre noir fraîchement moulu
- 30g de noix de pin, grillées

Instructions :

Prenez une grande casserole et portez l'eau à ébullition.

Ajoutez votre spaghetti et cuisez-les pendant environ 2 minutes de moins que les instructions du paquet.

Ajoutez des crevettes, des poivrons et des asperges, et cuisez pendant environ 2 à 4 minutes jusqu'à ce que les crevettes soient tendres.

Égouttez bien les pâtes et les ingrédients.

Prenez un grand bol et écrasez l'ail jusqu'à ce qu'il forme une pâte.

Incorporez le yaourt, le persil, l'huile, le poivre et le jus de citron à la pâte d'ail.

Ajoutez les pâtes, mélangez et bien mélangez.

Servez en parsemant de quelques noix de pin!

Nutrition:

- Calories: 406 kcal
- Lipides : 22 g
- Protéines : 26 g

38. Crevettes au beurre de paprika

Temps de préparation: 6 minutes

Temps de cuisson: 31 minutes

Servings: 2

Ingrédients:

- 25 g de paprika fumée
- 20 g de crème sure
- 225 g de crevettes tigres
- 20 g de beurre
- Sel et poivre noir, selon le goût

Instructions :

Préchauffer le four à 200°C et beurrer un plat à four.

Mélanger tous les ingrédients dans un grand bol et les transférer dans le plat à four.

Les mettre au four et faire cuire pendant environ 15 minutes.

Placer les crevettes à la paprika dans un plat et les laisser refroidir pour la préparation des repas. Les diviser en 2 récipients et couvrir le couvercle. Les conserver au réfrigérateur pendant 1 à 2 jours et les réchauffer au micro-ondes avant de servir.

Nutrition:

• Calories: 330 kcal
• Protéines: 32,6 g
• Graisses: 21,5 g

39. Thon avec mélange de légumes

Temps de préparation: 8 minutes

Temps de cuisson: 16 minutes

Portions: 4

Ingrédients:

• 60 ml d'huile d'olive extra-vierge, divisées
• 15 ml de vinaigre de riz
• 5 g de sel de l'Himalaya, divisé
• 2,25 g de moutarde de Dijon
• 2,25 g de miel
• 115 g de betteraves jaunes bébé, tranchées finement
• 115 g de bulbe de fenouil, émondé et tranché finement
• 115 g de navets bébé, tranchés finement
• 170 g de pomme Granny Smith, très finement tranchées
• 10 g de graines de sésame, grillées
• 170 g de steaks de thon
• 2,5 g de poivre noir
• 15 ml de feuilles de fenouil, déchirées

Instructions :

Mélanger 60 ml d'huile, 2,5 g de sel, le miel, le vinaigre et la moutarde.
Ajouter le fenouil, les betteraves, la pomme et les navets ; mélanger et remuer jusqu'à ce que tout soit uniformément recouvert.
Saupoudrer de graines de sésame et bien remuer.
En utilisant une poêle en fonte, faire chauffer 60 ml d'huile sur un feu élevé.
Assaisonner soigneusement le thon avec 2,5 g de sel et de poivre.
Cuire le thon dans la poêle pendant 4 minutes, en donnant 1,5 minute par côté.
Retirer le thon et le couper en tranches.
Le placer dans des conteneurs avec le mélange de légumes.

Servir avec le mélange de fenouil et profiter!

Nutrition:

• Calories: 443 kcal
• Graisses: 17,1 g
• Protéines: 16,5 g

40. Poulet et sauce au beurre

Temps de préparation : 5 minutes

Temps de cuisson : 30 minutes

Servings : 5

Ingredients :

• 454g filet de poulet
• 78g beurre ramolli
• 15g romarin
• 2.5g thym
• 5g sel
• ½ citron

Instructions :

Mélanger ensemble le beurre, le thym, le sel et le romarin.
Couper grossièrement le filet de poulet et le mélanger avec le mélange de beurre.
Placer le poulet préparé dans un plat à four.
Presser le citron sur le poulet.
Couper le citron pressé et l'ajouter au plat à four.
Couvrir le poulet avec de l'aluminium et le faire cuire pendant 20 minutes à 180°C.
Ensuite, jeter l'aluminium et cuire le poulet pendant 10 minutes de plus.

Nutrition:

• Calories : 285 kcal
• Lipides : 19,1g
• Fibres : 0,5g
• Glucides : 1g
• Protéines : 26,5g

41. Mélange de porc et de châtaignes

Temps de préparation: 30 minutes

Temps de cuisson: 0 minutes

Nombre de portions: 6

Ingrédients:

- 1,5 tasse de riz brun cuit
- 2 tasses de porc rôti, déjà cuit et haché
- 80 g de noix de cajou, égouttées et tranchées
- 125 ml de crème sure
- Une pincée de sel et de poivre blanc

Instructions :

Mélangez le riz avec le rôti et les autres ingrédients dans un bol. Mélangez et gardez au réfrigérateur pendant 2 heures avant de servir.

Nutrition:

- Calories: 294 kcal
- Graisses: 17 g
- Fibres: 8 g
- Glucides: 16 g
- Protéines: 23,5 g

42. Morue cuite au four à la grecque

Temps de préparation: 9 minutes

Temps de cuisson: 13 minutes

Portions: 4

Ingrédients:

- 680 g de filets de cabillaud (4 à 6 morceaux)
- 5 gousses d'ail, pelées et hachées
- 60 g de feuilles de persil frais, hachées
Mélange de jus de citron:
- 75 ml de jus de citron frais
- 75 ml d'huile d'olive extra vierge
- 30 g de beurre végétalien, fondu
Pour la panure:
- 80 g de farine tout usage
- 5 g de coriandre moulue
- 5 g de paprika doux espagnol
- 5 g de cumin moulu
- 5 g de sel
- 2,5 g de poivre noir

Instructions :

Préchauffer le four à une température de 200°C. Combinez l'huile d'olive, le beurre fondu et le jus de citron. conserver.

Mélanger la farine, les épices, le sel et le poivre dans un autre bol peu profond. Placez-le à côté du bol de citron pour créer un poste.

Les filets de poisson doivent être séchés avec du papier absorbant avant d'être trempés dans le mélange de jus de citron. Ensuite, ils doivent être trempés dans la farine avant d'enlever l'excès.

Ajouter 30 ml d'huile d'olive dans une poêle en fonte sur feu moyen-élevé.

Une fois que le feu s'est réchauffé, ajoutez les filets de poisson et faites-les cuire de chaque côté, mais ne pas les cuire complètement; retirez-les du feu.

Ajouter l'ail haché au reste du jus de citron et mélanger.

Distribuez-les sur les filets de poisson.

Pendant dix minutes ou jusqu'à ce qu'ils commencent à se défaire facilement avec une fourchette, enfournez-les.

Laisser refroidir complètement le plat.

Distribuez-les dans des pots et conservez-les pendant 2 à 3 jours.

Afin de servir : Réchauffez-les au micro-ondes pendant 1 à 2 minutes ou jusqu'à ce qu'ils soient cuits. Sprinklez avec du persil haché. Bonne chance!

Nutrition:

- Calories: 321 kcal
- Graisses: 18 g
- Protéines: 23 g

43. Poisson sole à la pistache

Temps de préparation: 4 minutes

Temps de cuisson: 11 minutes

Servings: 4

Ingredients:

- 4 filets de sole (140 g.), sans arêtes
- Sel et poivre, selon les besoins
- ½ tasse de pistaches, finement hachées
- Zeste de 1 citron

- Jus de 1 citron
- 1 cuillère à thé d'huile d'olive extra vierge

Instructions :

Préchauffer le four à 175°C.
Préparez une feuille de cuisson en utilisant du papier sulfurisé, puis mettez-le de côté.
Séchez le poisson avec des serviettes de cuisine et assaisonnez légèrement avec du sel et du poivre.
Prenez un petit bol et mélangez les pistaches et le zeste de citron.
Placez les filets de sole sur la feuille préparée et appuyez sur 2 cuillères à soupe de la mixture de pistache sur chaque filet.
Badigeonnez le poisson avec le jus de citron et l'huile d'olive.
Enfournez pendant 10 minutes jusqu'à ce que le dessus soit doré et que le poisson se détache avec une fourchette.
Servir et déguster!
Options de préparation/stockage des repas:
Conserver dans des récipients hermétiques dans votre réfrigérateur pendant 1 à 2 jours.

Nutrition:

- Calories: 166 kcal
- Matières grasses: 6 g
- Protéines: 26 g

44. Tilapia cuit au four

Temps de préparation: 9 minutes

Temps de cuisson: 16 minutes

Nombre de portions: 4

Ingrédients:

- 1 kg de filets de tilapia (environ 8 filets)
- 1 cuillère d'huile d'olive
- 1 c. à soupe de beurre végétalien
- 2 échalotes finement hachées
- 3 gousses d'ail hachées finement
- 1 ½ cuillère de cumin moulu
- 1 ½ cuillère de paprika

- ¼ tasse de câpres
- ¼ tasse de dill frais finement haché
- Jus d'un citron
- Sel et poivre au goût

Instructions :

Préchauffer le four à 190°C.
Préparer une plaque à pâtisserie bordée avec du papier sulfurisé ou de l'aluminium.
Légèrement vaporiser avec du spray anti-adhésif et disposer les filets de poisson de manière uniforme sur la plaque à pâtisserie.
Mélanger le cumin, le paprika, le sel et le poivre.
Frotter les filets de poisson avec le mélange d'épices.
Mélanger le beurre fondu, le jus de citron, les échalotes, l'huile d'olive et l'ail, et badigeonner uniformément les filets de poisson.
Recouvrir de câpres.
Cuire au four pendant 13 minutes.
Retirer du four et laisser le plat refroidir complètement.
Distribuer parmi les récipients et conserver pendant 2 à 3 jours.
Pour servir : Réchauffer au micro-ondes pendant 1 à 2 minutes ou jusqu'à ce qu'il soit cuit. Saupoudrer de dill frais. Servir!

Nutrition:

- Calories: 410 kcal
- Graisses: 5 g
- Protéines: 21 g

45. Un grand vivaneau méditerranéen

Temps de préparation : 11 minutes

Temps de cuisson : 19 minutes

Portions : 2

Ingrédients :

- 30 ml d'huile d'olive extra vierge
- 1 oignon moyen, haché
- 2 gousses d'ail, hachées
- 1 cuillère à café d'origan

- 1 boîte (400 g) de tomates, coupées en dés avec le jus
- 115 g d'olives noires, tranchées
- 4 filets de mérou rouge (chacun environ 113 g)
- Sel et poivre, selon les besoins
Garniture :
- 30 g de feta, émiettée
- 30 g de persil, haché

Instructions :

Préchauffer votre four à une température de 215°C.
Prenez un plat à gratin de 33x23 cm et huilez-le avec un spray antiadhésif.
Prenez une poêle de grande taille et placez-la sur feu moyen.
Ajouter l'huile et la faire chauffer.
Ajouter l'oignon, l'origan et l'ail.
Faire sauter pendant 2 minutes.
Ajouter les tomates coupées en dés avec le jus et les olives noires.
Amener le mélange à ébullition.
Retirer du feu.
Placer le poisson dans le plat à gratin préparé.
Assaisonner les deux côtés avec du sel et du poivre.
Verser le mélange de tomate sur le poisson.
Enfourner pendant 10 minutes.
Retirer du four et saupoudrer un peu de persil et de feta.
Bon appétit !

Nutrition:

- Calories : 269 kcal
- Graisses : 13 g
- Protéines : 27 g

- 355 ml d'eau
- 2 poivrons verts
- 450 g de champignons de l'ostréiculteur ou autres champignons
- 15 ml d'huile de pépins de raisin ou d'avocat
- 120 g de poivron rouge haché finement
- 1/2 cuillère à café de basilic
- 1/2 cuillère à café de aneth
- 1/2 cuillère à café de sel de mer

Instructions :

Trempez le quinoa pendant 5 à 10 minutes et rincez.
Mélanger le quinoa et l'eau dans une casserole.
Laisser bouillir, puis baisser la chaleur et cuire pendant 15 à 20 minutes. Réserver.
Retirer la tige, couper les sommets et vider les poivrons verts.
Cuire à la vapeur dans un vapeur jusqu'à ce qu'ils soient ramollis.
Faire sauter les champignons dans l'huile sur feu moyen. Il est important de ne pas cuire à haute température pour maintenir l'intégrité de l'huile et des aliments.
Retirer les champignons de la poêle et laisser refroidir.
Mélanger le quinoa cuit, les champignons et les épices et mélanger.
Garnir les poivrons verts avec le quinoa.
Mélanger et servir.

Nutrition:

- Calories : 98 kcal
- Protéines : 7,9 g
- Fibres : 4,8 g

46. Poivrons farcis

Temps de préparation : 10 minutes

Temps de cuisson : 15 minutes

Portions : 1 à 2

Ingrédients :

- 240 ml de quinoa

47. Riz sauvage assaisonné

Temps de préparation : 5 minutes

Temps de cuisson : 25 minutes

Portions : 1 à 2

Ingrédients :

- 240 ml de riz sauvage (tremper le riz sauvage pendant la nuit)
- 475 ml à 710 ml d'eau (710 ml d'eau si vous n'avez pas trempé le riz pendant la nuit)
- 15 ml d'huile de noix de coco
- 2 cuillères à café d'origan
- 1/2 cuillère à café de sel de mer
- 2 à 3 échalotes, hachées
- 1 tomate plum, hachée

Instructions :

Le trempage du riz dans l'eau pendant la nuit réduit le temps de cuisson du riz.

Transférer tous les ingrédients dans une casserole sur feu vif et les faire bouillir. Couvrir la casserole, réduire à feu doux et laisser l'eau s'absorber dans le riz. Si vous avez trempé le riz pendant la nuit, cuire le riz pendant 25 minutes. Si vous n'avez pas trempé le riz pendant la nuit, le cuire pendant 50 à 60 minutes.

Nutrition:

- Calories : 150 kcal
- Protéines : 25 g
- Fibres : 8 g

48. Champignons Portobello à gros chapeau rôtis et courge jaune

Temps de préparation : 10 minutes

Temps de cuisson : 30 minutes

Portions : 1 à 2

Ingrédients :

- 3 gros champignons Portobello
- 9 tranches de courgette jaunes de 12 cm de long
- Huile d'avocat (brosser devant et derrière les champignons)
- 1/2 lime
- Épices (coriandre, piment de cayenne, origan, sel de mer)

Instructions :

Enlever les tiges des champignons Portobello et creuser les ailerons avec une cuillère. Badigeonner d'huile d'avocat le devant et le dos des champignons. Presser un peu de lime sur le dessus des champignons.

Saupoudrer les épices sur les champignons et les courgettes jaunes mais garder les champignons et les courgettes séparés. Préchauffer le four à 215°C. Placer les champignons sur le plat de cuisson, creux - côté extérieur vers le haut. Cuire pendant 10 minutes.

Retirer soigneusement le plat et les champignons, et ajouter 3 tranches de courgette jaunes assaisonnées sur le dessus de chaque champignon. Remettre le plat de cuisson au four. Cuire les champignons et les courgettes pendant encore 10 minutes. Retirer du four et servir chaud.

Nutrition:

- Calories : 108 kcal
- Protéines : 5,9 g
- Fibres : 1,7 g

49. Bol de thon au chou frisé

Temps de préparation : 4 minutes

Temps de cuisson : 18 minutes

Portions : 6

Ingrédients :

- 45 ml d'huile d'olive extra vierge
- 1,5 cuillère à café d'ail haché
- 60 ml de câpres
- 2 cuillères à café de sucre
- 400 g de haricots du nord en boîte, égouttés et rincés
- 450 g de chou kale, haché avec les côtes centrales enlevées
- 1/2 cuillère à café de poivre noir moulu
- 240 ml d'oignon, haché
- 70 g d'olives, égouttées et tranchées
- 1/4 cuillère à café de sel de mer
- 1/4 cuillère à café de piment rouge écrasé

• 170 g de thon en boîte avec de l'huile d'olive, ne pas égoutter

Instructions :

Placez une grande casserole (par exemple une marmite) sur la cuisinière et mettez le brûleur sur feu vif.

Remplissez une casserole d'environ 3⁄4 d'eau et faites-la bouillir.

Laissez cuire le chou kale pendant deux minutes. Le chou kale doit être bouilli et mis de côté.

Remettez la casserole sur le brûleur et baissez la chaleur à moyenne.

Ajouter l'oignon et l'huile. Faites sauter pendant trois à quatre minutes.

Ajouter l'ail au mélange d'huile et continuer à sauter pendant une minute supplémentaire.

Les câpres, les olives et le piment rouge doivent être ajoutés.

Les ingrédients doivent être cuits pendant une autre minute tout en les remuant.

Verser le sucre et remuer en incorporant le chou kale. Veiller à ce que le chou kale soit bien enrobé en mélangeant tous les ingrédients.

Couvrir la casserole et mettre en marche le timer pour 8 minutes.

Après avoir éteint le feu, ajoutez le thon, le poivre, les haricots, le sel et toutes les autres herbes pour créer l'un des meilleurs plats méditerranéens.

Nutrition:

• Calories : 265 kcal
• Graisses : 12 g
• Protéines : 16 g

50. Salsa au poulet et aux olives

Temps de préparation : 10 minutes

Temps de cuisson : 25 minutes

Portions : 4

Ingrédients :

• 30 ml d'huile d'avocat
• 4 moitiés de blanc de poulet, sans peau et sans os
• Sel et poivre noir, selon le goût

• 1 cuillère à soupe de paprika doux
• 1 oignon rouge, haché
• 1 cuillère à soupe de vinaigre balsamique
• 2 cuillères à soupe de persil haché
• 1 avocat, pelé, épépiné et coupé en cubes
• 2 cuillères à soupe d'olives noires, dénoyautées et hachées

Instructions :

Préchauffer votre grill sur un feu moyen-élevé. Ajouter le poulet brossé avec la moitié de l'huile et assaisonné avec du sel et du poivre. Cuire pendant 7 minutes de chaque côté et diviser entre les assiettes. Pendant ce temps, mélanger l'oignon avec les ingrédients restants dans un bol. Remuer, ajouter sur le dessus du poulet et servir.

Nutrition:

• Calories : 289 kcal
• Graisses : 12,4 g
• Fibres : 9,1 g
• Glucides : 23,8 g
• Protéines : 14,3 g

51. Poulet balsamique

Temps de préparation : 10 minutes

Temps de cuisson : 30 minutes

Portions : 4

Ingrédients :

• 3 poitrines de poulet
• 60 ml d'huile d'olive
• 60 ml de vinaigre balsamique
• 1 gousse d'ail

Instructions :

Dans un bol, ajouter tous les ingrédients.
Ajouter le poulet et laisser mariner pendant 3 à 4 heures.
Griller et servir avec des légumes.

Nutrition:

- Calories : 200 kcal
- Graisses : 8 g
- Fibres : 4 g
- Glucides : 8 g
- Protéines : 3 g

52. Mélange de poulet au citron

Temps de préparation : 10 minutes

Temps de cuisson : 10 minutes

Portions : 2

Ingrédients :

- 225 g de poitrine de poulet, sans peau, sans os
- 1 cuillère à café de assaisonnement Cajun
- 1 cuillère à café de vinaigre balsamique
- 1 cuillère à café d'huile d'olive
- 1 cuillère à café de jus de citron

Instructions :

Couper la poitrine de poulet en deux et saupoudrer de assaisonnement Cajun.
Saupoudrer d'huile d'olive et de jus de citron.
Saupoudrer la poitrine de poulet de vinaigre balsamique.
Préchauffer le grill à 200 °C.
Griller les deux moitiés de la poitrine de poulet pendant 5 minutes de chaque côté.
Couper le poulet et le disposer sur l'assiette de service.

Nutrition:

- Calories : 150 kcal
- Graisses : 5,2 g
- Fibres : 0 g
- Glucides : 0,1 g
- Protéines : 24,1 g

53. Shawarma au poulet

Temps de préparation : 15 minutes

Temps de cuisson : 30 minutes

Portions : 8

Ingrédients :

- 900 g de poitrine de poulet, coupée en lanières
- 1 cuillère à café de paprika
- 1 cuillère à café de cumin moulu
- ¼ cuillère à café d'ail granulé
- ½ cuillère à café de curcuma
- ¼ cuillère à café de quatre-épices moulu

Instructions :

Assaisonner le poulet avec les épices et un peu de sel et de poivre.
Verser 1 tasse de bouillon de poulet dans le instant pot.
Sceller le pot.
Choisir le réglage "Poulet".
Cuire pendant 15 minutes.
Relâcher la pression naturellement.

Nutrition:

- Calories : 132 kcal
- Graisses totales : 3 g
- Graisses saturées : 0 g
- Cholestérol : 73 mg
- Sodium : 58 mg
- Glucides totaux : 0,5 g
- Fibres alimentaires : 0,2 g
- Sucre total : 0,1 g
- Protéines : 24,2 g
- Potassium : 435 mg

54. Poulet au citron

Temps de préparation: 10 minutes

Temps de cuisson: 20 minutes

Portions: 4

Ingrédients:

- 1 lb de blanc de poulet, sans peau et sans os
- 3 c. à soupe de jus de citron
- 1 c. à soupe d'huile d'olive

• 1 c. à thé de poivre noir, moulu

Instructions :

Coupez le blanc de poulet en 4 morceaux.
Saupoudrez chaque morceau de poulet d'huile
d'olive, de jus de citron et de poivre noir moulu.
Placez-les dans la poêle.
Faites rôtir le poulet pendant 20 minutes sur feu
moyen.
Retournez les morceaux de poulet toutes les 5
minutes.

Nutrition:

• Calories: 163 kcal
• Matières grasses: 6,5 g
• Fibres: 0,2 g
• Glucides: 0,6 g
• Protéines: 24,2 g

55. Bouchées de poulet à la grecque

Temps de préparation: 10 minutes

Temps de cuisson: 20 minutes

Servings: 6

Ingrédients:

• 1 livre de filet de poulet
• 1 cuillère à soupe d'assaisonnement grec
• 1 cuillère à thé d'huile de sésame
• ½ cuillère à thé de sel
• 1 cuillère à thé de vinaigre balsamique

Instructions :

Coupez les doigts de poulet en petits tendeurs
(doigts) et saupoudrez-les d'assaisonnement grec, de
sel et de vinaigre balsamique. Mélangez bien à l'aide
des extrémités des doigts.
Saupoudrez ensuite le poulet d'huile de sésame et
secouez délicatement.
Ligne le plateau de cuisson avec du papier sulfurisé.
Placez les doigts de poulet marinés sur le plateau en
une seule couche.

Faites cuire les doigts de poulet pendant 20 minutes
à 355°F. Retournez-les sur l'autre côté après 10
minutes de cuisson.

Nutrition:

• Calories: 154 kcal
• Graisses: 6,4 g
• Fibres: 0 g
• Glucides: 0,8 g
• Protéines: 22 g

56. Dinde Verde avec riz brun

Temps de préparation: 15 minutes

Temps de cuisson: 30 minutes

Servings: 5

Ingredients:

• 0,66 litri de bouillon de poulet
• 1,25 kg de riz brun
• 1,5 kg de tendeurs de dinde
• 1 oignon, tranché
• 0,5 kg de salsa verde

Instructions :

Ajouter le bouillon de poulet et le riz à l'Instant Pot.
Recouvrir avec la dinde, l'oignon et la salsa. Couvrir
le pot.
Régler sur manuel et cuire à pression élevée pendant
18 minutes.
Relâcher la pression naturellement.
Attendre 8 minutes avant d'ouvrir le pot.

Nutrition:

• Calories: 336 kcal
• Lipides totaux: 3,3 g
• Lipides saturés: 0,3 g
• Cholestérol: 54 mg
• Sodium: 321 mg
• Glucides totaux: 39,4 g
• Fibres alimentaires: 2,2 g
• Sucre total: 1,4 g

- Protéines: 38,5 g
- Potassium: 187 mg

57. Tacos au poulet

Temps de préparation : 10 minutes

Temps de cuisson : 20 minutes

Nombre de portions : 4

Ingrédients :

- 2 tortillas de pain
- 1 cuillère à café de beurre
- 2 cuillères à soupe d'huile d'olive
- 1 cuillère à café d'assaisonnement à la taco
- 180 g de blanc de poulet, sans peau ni os, coupé en tranches
- 80 g de cheddar râpé
- 1 poivron coupé en quartiers

Instructions :

Versez 1 cuillère à soupe d'huile d'olive dans une poêle et ajoutez le poulet.
Saupoudrez la viande d'assaisonnement à la taco et mélangez bien.
Faites cuire le poulet pendant 10 minutes à feu moyen.
Remuez de temps en temps.
Transférez ensuite le poulet cuit sur une assiette.
Ajoutez le reste d'huile d'olive à la poêle.
Ajoutez ensuite le poivron et faites-le cuire pendant 5 minutes.
Remuez en permanence.
Mélangez le poivron avec le poulet.
Ajoutez le beurre à la poêle et faites-le fondre.
Mettez une tortilla dans la poêle.
Ajoutez le cheddar sur la tortilla et aplatissez-le.
Ajoutez ensuite le mélange poulet-poivron et recouvrez avec la seconde tortilla.
Faites cuire la quesadilla pendant 2 minutes de chaque côté.
Coupez la nourriture cuite en deux et transférez-la sur les assiettes de service.

Nutrition:

- Calories : 194 kcal
- Graisses : 8,3 g
- Fibres : 0,6 g
- Glucides : 16,4 g
- Protéines : 13,2 g

58. Spaghetti à l'épeautre

Temps de préparation : 10 minutes

Temps de cuisson : 20 minutes

Servings : 2-3

Ingrédients :

- 1-8 boîte de spaghetti de spelt (Nature's Legacy produit un produit qui n'est fait que de spelt et d'eau.)

Instructions :

Faites bouillir 2 litres d'eau dans une casserole.
Ajoutez lentement les spaghetti de spelt.
Faites cuire pendant 10 minutes en remuant occasionnellement. Ne surcuisez pas.
Égouttez et servez.

Nutrition:

- Calories: 87 kcal
- Protéines: 6,8 g
- Fibres: 1,5 g

59. Sauce spaghetti à la courge butternut et aux tomates prunes

Temps de préparation: 5 minutes

Temps de cuisson: 20 minutes

Nombre de portions: 4

Ingrédients:

- ½ courge butternut
- ¼ tomate plaqué, coupé en petits morceaux
- 1 litre d'eau
- Épices: une pincée de piment de Cayenne, oignon, basilic, feuille de laurier, origan, thym, sarriette, coriandre et sel

Instructions :

Ajoutez les cubes de courge butternut à une casserole, recouvrez d'eau et faites bouillir jusqu'à ce que la courge soit tendre. Retirez la courge de l'eau. Ajoutez la courge, la tomate et les épices à un mixeur et mixez; ajoutez lentement de l'eau jusqu'à ce que vous atteigniez la consistance souhaitée. Ajoutez à un récipient. Laissez refroidir et réfrigérez.

Nutrition:

- Calories: 105 kcal
- Protéines: 21 g
- Fibres: 12 g

60. Courge chayote simple

Temps de préparation: 10 minutes

Temps de cuisson: 20 minutes

Portions: 1

Ingrédients:

- 1 courge chayote
- ¼ c. à thé d'huile de noix de coco
- Pincée de piment de cayenne
- Pincée de sel de mer

Instructions :

Lavez et coupez la courge chayote en deux. La graine peut être consommée; elle a une belle texture. Ajoutez la chayote, l'huile et suffisamment d'eau pour couvrir la chayote dans une casserole. Faites bouillir pendant 20 minutes jusqu'à ce qu'une fourchette puisse pénétrer la courge, mais la courge doit encore conserver une certaine fermeté. Retirez de l'eau. Assaisonnez bien avec du piment de cayenne et du sel. Servez en tant que collation légère ou en tant que partie d'un plat.

Nutrition:

- Calories: 117 kcal

- Fibres: 9,7 g
- Protéines: 14 g

61. Mélange de légumes sautés

Preparation Time: 10 minutes

Cooking Time: 15 minutes

Servings: 4

Ingredients:

- 225 g mushrooms, sliced
- 1 zucchini, sliced
- 1 yellow squash, sliced
- 1 red pepper, chopped
- 1 green pepper, chopped
- 2 plum tomatoes, chopped
- 125 g red onion, finely chopped
- 125 g chayote, finely chopped
- 44 mL grapeseed oil or avocado oil
- 0.5 g cayenne pepper
- 0.5 g sea salt

Instructions :

Heat the oil in a saucepan over medium heat.
Add in the mushrooms and onions and sauté for 4 minutes.
Add the rest of the vegetables and spices, and sauté for 8-10 minutes.

Nutrition:

- Calories: 115 kcal
- Fiber: 4.9 g
- Protein: 21 g

62. Pois chiches et courge butternut

Temps de préparation: 10 minutes

Temps de cuisson: 15 minutes

Nombre de portions: 2

Ingrédients:

- 700 grammes de pois chiches cuits
- 700 grammes de courge butternut

- 125 grammes de tomate cerise
- 60 millilitres de lait de coco
- 240 millilitres d'eau (ajoutez plus d'eau pour obtenir une soupe plus fluide)
- Une pincée de dill
- Une pincée de quatre-épices
- Une pincée de piment de Cayenne
- 0,5 gramme de sel de mer

Instructions :

Ajoutez tous les ingrédients dans un mixeur et mixez jusqu'à obtenir la consistance désirée.
Versez les ingrédients mixés dans une casserole sur une flamme moyenne/élevée jusqu'à ce qu'il commence à bouillir ou que des bulles d'air apparaissent.
Baisser la flamme et cuire pendant 30 minutes.

Nutrition:

- Calories: 110 kcal
- Fibres: 9,7 g
- Protéines: 11 g

CHAPITRE 4. RECETTES POUR LE DINER

63. Bouillon d'os de poulet

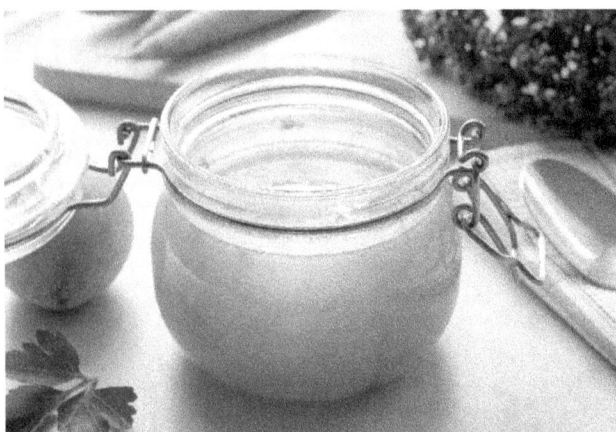

- **Calories: 44 kcal**
- **Graisse: 1 g**

- **Protéine: 7 g**
- **Sodium: 312 mg**
- **Fibres: 0 g**
- **Glucides: 0 g**

64. Bouillon d'os de poulet au gingembre et au citron

Temps de préparation: 10 minutes

Temps de cuisson: 90 minutes

Nombre de portions: 8

Ingrédients:

- Os de 3 à 4 livres de poulet
- 8 tasses d'eau
- 2 gros carottes, coupées en morceaux
- 2 gros bouquets de céleri
- 1 gros oignon
- 3 branches de romarin frais
- 3 branches de thym frais
- 2 cuillères à soupe de vinaigre de cidre de pomme
- 1 cuillère à café de sel casher
- 1,5 pouce de gingembre frais, coupé en tranches (pas nécessaire de peler)
- 1 gros citron, coupé en quarts

Instructions:

Combiner tous les ingrédients et laisser reposer pendant 30 minutes.
Mettre dans un cuiseur sous pression et régler le temps à 90 minutes.
Filtrer le bouillon à l'aide d'un tamis fin et le transférer dans un récipient de stockage.
Il peut être réfrigéré pendant 5 jours ou congelé pendant 5 mois.

Nutrition:

- Calories: 44 kcal

Temps de préparation: 10 minutes

Temps de cuisson: 90 minutes

Nombre de portions: 8

Ingrédients:

- Os d'un poulet de 3 à 4 livres
- 4 tasses d'eau
- 2 grandes carottes, coupées en morceaux
- 2 gros pieds de céleri
- 1 gros oignon
- 4 branches de romarin frais
- 3 branches de thym frais
- 2 cuillères à soupe de vinaigre de cidre de pomme
- 1 cuillère à café de sel casher

Instructions:

Combiner tous les ingrédients et laisser reposer pendant 30 minutes.
Mettre dans un cuiseur à pression et ajuster le temps à 90 minutes.
Relâcher la pression naturellement jusqu'à ce que la soupape flottante tombe, puis déverrouiller le couvercle.
Filtrer le bouillon et le transférer dans un récipient de stockage. Le bouillon peut être réfrigéré pendant 3 à 5 jours ou congelé pendant 6 mois.

Nutrition:

- Graisses: 1 g
- Protéines: 7 g
- Sodium: 312 mg
- Fibres: 0 g
- Glucides: 0 g
- Sucres: 0 g

65. Bouillon de légumes

Temps de préparation : 10 minutes

Temps de cuisson : 40 minutes

Servings : 8

Ingrédients :

- 2 gros carottes
- 1 grand oignon
- 2 gros côtes de céleri
- 230 g de champignons blancs
- 5 gousses d'ail entières
- 2 tasses de feuilles de persil
- 2 feuilles de laurier
- 2 cuillère de grains de poivre noir entiers
- 2 cuillère de sel casher
- 4,5 litres d'eau

Instructions:

Placez tous les ingrédients dans une casserole, fermez le couvercle et laissez cuire pendant 40 minutes.
Filtrez le bouillon à l'aide d'un tamis fin et transférez-le dans un récipient de stockage.

Nutrition:

- Calories : 9 kcal
- Graisses : 0 g
- Protéines : 0 g
- Sodium : 585 mg
- Fibres : 0 g
- Glucides : 2 g
- Sucre : 1 g

66. Soupe au poulet et aux légumes

Temps de préparation : 23 minutes

Temps de cuisson : 15 minutes

Portions : 8

Ingrédients :

- 2 c. à soupe d'huile d'avocat
- 1 petit oignon jaune pelé et coupé en petits morceaux
- 2 gros carrots pelés et coupés en petits morceaux
- 2 gros côtes de céleri, extrémités enlevées et tranchées
- 3 gousses d'ail hachées
- 1 c. à thé de thym séché
- 1 c. à thé de sel
- 8 tasses de bouillon de poulet
- 3 filets de poulet sans os ni peau, surgelés

Instructions:

Chauffer l'huile pendant 1 minute. Ajouter l'oignon, les carottes et le céleri et faire sauter pendant 8 minutes.
Ajouter l'ail, le thym et le sel et faire sauter pendant encore 30 secondes. Appuyer sur le bouton Annuler.
Ajouter le bouillon et les filets de poulet surgelés à la casserole. Fermer le couvercle.
Les mettre dans une cocotte-minute et régler le temps sur 6 minutes.
Laisser refroidir dans des bols pour servir.

Nutrition:

- Calories : 209 kcal
- Matières grasses : 7 g
- Protéines : 21 g
- Sodium : 687 mg
- Fibres : 1 g
- Glucides : 12 g
- Sucre : 5 g

67. Soupe de carottes au gingembre

Temps de préparation : 20 minutes

Temps de cuisson : 21 minutes

Servings : 4

Ingrédients :

- 1 cuillère à soupe d'huile d'avocat
- 1 gros oignon jaune, pelé et coupé
- 1 livre de carottes, pelées et coupées
- 1 cuillère à soupe de gingembre frais pelé et haché
- 1-½ cuillère à café de sel
- 3 tasses de bouillon de légumes

Instructions:

Ajouter l'huile à la cuve intérieure, laisser chauffer pendant 1 minute.
Ajouter l'oignon, les carottes, le gingembre et le sel, et faire sauter pendant 5 minutes. Appuyez sur le bouton Annuler.
Ajouter le bouillon, fermer le couvercle et régler le temps à 15 minutes.
Laisser refroidir la soupe pendant quelques minutes, puis la transférer dans un grand mélangeur.
Fusionner à haute vitesse jusqu'à ce qu'il soit lisse, puis servir.

Nutrition:

- Calories : 99 kcal
- Graisses : 4 g
- Protéines : 1 g
- Sodium : 1 348 mg
- Fibres : 4 g
- Glucides : 16 g
- Sucre : 7 g

68. Purée de patates douces à la dinde

Temps de préparation : 10 minutes

Temps de cuisson : 17 minutes

Nombre de portions : 4

Ingrédients :

- 1-½ c. à soupe d'huile d'avocat

- 1 oignon jaune moyen, pelé et coupé en dés
- 2 gousses d'ail, hachées
- 1 patate douce moyenne, coupée en cubes (pas besoin de peler)
- 225 g de dinde hachée maigre
- ½ c. à café de sel
- 1 c. à café de mélange d'herbes italiennes

Instructions:

Chauffer l'huile pendant 1 minute, puis ajouter l'oignon. Cuire jusqu'à ce qu'il soit tendre, environ 5 minutes. Incorporer l'ail et cuire pendant 30 secondes supplémentaires.
Ajouter la patate douce, la dinde, le sel et les herbes italiennes et cuire pendant encore 5 minutes.

Nutrition:

- Calories : 172 kcal
- Lipides : 9 g
- Protéines : 12 g
- Sodium : 348 mg
- Fibres : 1 g
- Glucides : 10 g
- Sucre : 3 g

69. Boat de laitue à la dinde et aux tacos

Temps de préparation : 10 minutes

Temps de cuisson : 24 minutes

Portion : 4

Ingrédients :

- 1 c. à soupe d'huile d'avocat
- 1 oignon moyen
- 2 gros carottes
- 2 tiges de céleri moyennes
- 2 gousses d'ail hachées
- 1 livre de dinde hachée maigre
- 1 c. à thé de poudre de chili
- 1 c. à thé de paprika
- 1 c. à thé de cumin
- ½ c. à thé de sel
- ¼ c. à thé de poivre noir

- 1 tasse de salsa chipotle
- 12 grandes feuilles de romaine
- 1 avocat moyen, pelé, épépiné et tranché

Instructions:

Réglez l'huile pour qu'elle chauffe pendant 1 minute ; puis ajoutez l'oignon, les carottes, le céleri et l'ail. Faites cuire jusqu'à ce qu'ils soient tendres, environ 5 minutes.

Ajoutez la dinde et faites cuire jusqu'à ce qu'elle soit brune, environ 3 minutes.

Ajoutez la poudre de chili, le paprika, le cumin, le sel, le poivre et la salsa, puis mélangez pour combiner.

Pour servir, mettez une portion de la viande de taco dans une feuille de laitue romaine et garnissez de tranches d'avocat.

Nutrition:

- Calories : 339 kcal
- Matières grasses : 18 g
- Protéines : 27 g
- Sodium : 900 mg
- Fibres : 8 g
- Glucides : 18 g
- Sucre : 8 g

70. Pain de viande à la dinde et aux légumes

Temps de préparation: 15 minutes

Temps de cuisson: 25 minutes

Nombre de portions: 4

Ingrédients:

- 1 c. à soupe d'huile d'avocat
- 1 petit oignon pelé et coupé en dés
- 2 gousses d'ail hachées finement
- 3 tasses de légumes verts mélangés, finement hachés
- 450 g de viande de dinde hachée maigre
- 1/4 tasse de farine d'amande
- 1 gros œuf
- 3/4 c. à café de sel

- 1/2 c. à café de poivre noir

Instructions:

Ajouter de l'huile dans le pot. Après avoir appuyé sur le bouton Sauté, faites chauffer l'huile pendant une minute.

Incorporer l'oignon et faire sauter pendant 3 minutes ou jusqu'à ce qu'il soit tendre. Ajouter les légumes verts et l'ail et continuer à sauter pendant 1 minute supplémentaire. Cliquez sur le bouton Désactiver.

Dans un bol moyen, mélanger la viande de dinde, la farine, l'œuf, le sel et le poivre.

Ajouter le mélange d'oignon et de légumes verts à la viande de dinde. Bien mélanger.

Ajouter deux tasses d'eau au fond du pot.

Une grande feuille d'aluminium doit être pliée en deux et les bords doivent être relevés pour former un porte-feuille en aluminium.

Formez la viande de dinde en forme de rectangle et placez-la sur le plateau en aluminium. Le porte-feuille doit être placé sur le porte-casseroles à poignées avant de le descendre dans le pot intérieur.

Retirez le pain de viande du fond du pot et laissez-le reposer pendant dix minutes avant de le couper en tranches pour le servir.

Nutrition:

- Calories: 271 kcal
- Graisse: 17 g
- Protéine: 25 g
- Sodium: 406 mg
- Fibres: 2 g
- Glucides: 5 g
- Sucre: 1 g

71. Poitrine de dinde assaisonnée à l'italienne simple

Temps de préparation : 10 minutes

Temps de cuisson : 18 minutes

Portions : 4

Ingrédients :

- 1 ½ kilogramme de poitrine de dinde sans peau et sans os
- 2 cuillères à soupe d'huile d'avocat, divisées
- 1 cuillère à café de paprika doux
- 1 cuillère à café de mélange d'épices italiennes
- ½ cuillère à café de sel casher
- ½ cuillère à café de thym
- ¼ cuillère à café de sel d'ail
- ¼ cuillère à café de poivre noir

Instructions:

Séchez la poitrine de dinde avec une serviette.
Coupez-la en deux pour la faire entrer dans votre Instant Pot.
Badigeonnez les deux côtés de la poitrine de dinde avec 1 cuillère à soupe d'huile.
Mélangez le paprika, le mélange d'épices italiennes, le sel casher, le thym, l'ail et le poivre dans un petit bol. Massez ce mélange sur les deux côtés de la poitrine de dinde.
Appuyez sur le bouton Sauté et réchauffez le restant de 1 cuillère à soupe d'huile dans le pot intérieur pendant 2 minutes.
Ajoutez la poitrine de dinde et faites-la dorer sur les deux côtés, environ 3 minutes par côté. Appuyez sur le bouton Annuler.
Retirez la dinde du pot intérieur et placez-la sur une assiette.
Ajoutez 1 tasse d'eau au pot intérieur et utilisez une spatule pour racler tout ce qui est collé.
Placez le porte-vapeur dans le pot et la poitrine de dinde sur le dessus.

Nutrition:

- Calories : 248 kcal
- Graisses : 9 g
- Protéines : 40 g
- Sodium : 568 mg
- Fibres : 0 g
- Glucides : 0 g
- Sucres : 0 g

72. Poulet épicé et légumes

Temps de préparation: 15 minutes

Temps de cuisson: 15 minutes

Portions: 4

Ingrédients:

- 1 thym séché
- ¼ gingembre moulu
- ¼ épices pour tout-usage
- 1 sel casher
- ½ poivre noir
- 2 gros filets de poulet avec os
- ½ tasse de bouillon de poulet
- 2 gros oignons, épluchés et coupés en quarts
- 4 gros carottes

Instructions:

Mélangez le thym, le gingembre, les épices pour tout-usage, le sel et le poivre dans un petit bol.
Utilisez la moitié du mélange d'épices pour assaisonner les filets de poulet.
Versez le bouillon de poulet dans la cuve intérieure, puis ajoutez les filets de poulet.
Placez les oignons et les carottes sur le dessus du poulet et saupoudrez-les avec le reste du mélange d'épices.
Cuisez pendant 15 minutes.
Servez seul ou avec du riz ou des lentilles.

Nutrition:

- Calories: 337 kcal
- Graisses: 5 g
- Protéines: 56 g
- Sodium: 755 mg
- Fibres: 3 g
- Glucides: 12 g
- Sucre: 5 g

73. Poitrine de dinde au citron et à l'ail

Temps de préparation : 10 minutes

Temps de cuisson : 17 minutes

Portions : 4

Ingrédients :

• 1 poitrine de dinde désossée et sans peau de 1,5 livre
• 2 cuillères à soupe d'huile d'avocat, divisées
• Zeste de ½ grand citron
• ½ échalote moyenne, pelée et hachée
• 1 grosse gousse d'ail hachée
• ½ cuillère à café de sel casher
• ¼ cuillère à café de poivre noir

Instructions:

Essuyez la poitrine de dinde avec une serviette.
Coupez la poitrine de dinde en deux pour la faire entrer dans votre Instant Pot.
Badigeonnez les deux côtés de la poitrine de dinde avec 1 cuillère à soupe d'huile.
Mélangez le zeste de citron, l'échalote, l'ail, le sel et le poivre dans un petit bol. Masser ce mélange sur les deux côtés de la poitrine de dinde.
Appuyez sur le bouton Sauté et chauffez la dernière cuillère à soupe d'huile dans le pot intérieur pendant 2 minutes.
Ajoutez la poitrine de dinde et faites-la dorer des deux côtés, environ 3 minutes par côté. Appuyez sur le bouton Annuler.
Retirez la dinde du pot intérieur et placez-la sur une assiette.
Ajoutez 1 tasse d'eau au pot intérieur et utilisez une spatule pour gratter tout ce qui est collé.
Placez le support à vapeur dans le pot et la poitrine de dinde sur le dessus.
Coupez et servez.

Nutrition:

• Calories : 250 kcal
• Graisses : 9 g
• Protéines : 40 g
• Sodium : 445 mg
• Fibres : 0 g
• Glucides : 1 g
• Sucre : 0 g

74. Poulet et légumes à la maison

Temps de préparation: 5 minutes

Temps de cuisson: 15 minutes

Nombre de portions: 4

Ingrédients:

• 2 gros blancs de poulet avec os
• 1 cuillère à café de sel casher, divisé
• ½ cuillère à café de poivre noir, divisé
• ½ tasse de bouillon de poulet
• 6 gros carottes
• 8 pommes de terre nouvelles moyennes

Instructions:

Assaisonnez les blancs de poulet avec ½ cuillère à café de sel et ¼ cuillère à café de poivre.
Versez le bouillon dans la casserole.
Ajoutez les blancs de poulet et placez les carottes et les pommes de terre sur le dessus du poulet.
Assaisonnez avec le reste de sel et de poivre.
Transférez sur les assiettes pour servir et versez les jus dessus.

Nutrition:

• Calories: 398 kcal
• Graisses: 5 g
• Protéines: 58 g
• Sodium: 822 mg
• Fibres: 5 g

75. Sauce Filets de poulet avec sauce moutarde au miel

Temps de préparation: 5 minutes

Temps de cuisson: 7 minutes

Nombre de portions: 4

Ingrédients:

• 450 g de filets de poulet
• 1 cuillère à soupe de feuilles de thym frais

- ½ cuillère à café de sel
- ¼ cuillère à café de poivre noir
- 1 cuillère à soupe d'huile d'avocat
- 1 tasse de bouillon de poulet
- ¼ tasse de moutarde de Dijon
- ¼ tasse de miel brut

Instructions:

Essuyez les filets de poulet avec une serviette, puis assaisonnez-les avec du thym, du sel et du poivre.

Dans un instantané, faites chauffer l'huile pendant 2 minutes.

Ajoutez les filets de poulet et faites-les dorer jusqu'à ce qu'ils soient bruns des deux côtés, environ 1 minute par côté.

Appuyez sur le bouton Annuler.

Retirez les filets de poulet et mettez-les de côté.

Ajoutez le bouillon à la casserole. Utilisez une cuillère pour racler les petits morceaux du fond de la casserole.

Placez le porte-vapeur dans la casserole intérieure et placez les filets de poulet directement sur le porte-vapeur.

Pendant que le poulet cuit, combinez la moutarde de Dijon et le miel dans un bol.

Servez les filets de poulet avec la sauce moutarde et miel.

Nutrition:

- Calories: 223 kcal
- Graisses: 5 g
- Protéines: 22 g
- Sodium: 778 mg
- Fibres: 0 g
- Glucides: 19 g
- Sucres: 18 g

76. Poitrines de poulet au chou et aux champignons

Temps de préparation: 10 minutes

Temps de cuisson: 18 minutes

Nombre de portions: 4

Ingrédients:

- 2 cuillères à soupe d'huile d'avocat
- 450 g de champignons Baby Bella tranchés
- 1½ cuillère à café de sel, divisé
- 2 gousses d'ail hachées
- 8 tasses de chou vert haché
- 1½ cuillère à café de thym séché
- ½ tasse de bouillon de poulet
- 680 g de blancs de poulet sans os ni peau

Instructions:

Faites chauffer l'huile dans un instantané pendant 1 minute.

Ajoutez les champignons et ¼ cuillère à café de sel et faites-les sauter jusqu'à ce qu'ils aient réduit et relâché leur liquide, environ 10 minutes.

Ajoutez l'ail et faites sauter pendant 30 secondes supplémentaires.

Appuyez sur le bouton Annuler.

Ajoutez le chou, ¼ cuillère à café de sel, le thym et le bouillon à la casserole intérieure et mélangez pour combiner.

Essuyez les blancs de poulet et saupoudrez les deux côtés avec le reste de sel.

Placez sur le dessus de la mixture de chou.

Transférez sur des assiettes et versez les jus dessus.

Nutrition:

- Calories: 337 kcal
- Graisses: 10 g
- Protéines: 44 g
- Sodium: 1,023 mg
- Fibres: 4 g
- Glucides: 14 g
- Sucres: 2 g

77. Casserole de poulet et légumes

Temps de préparation: 5 minutes

Temps de cuisson: 30 minutes

Nombre de portions: 4

Ingrédients:

- ⅓ tasse de moutarde de Dijon
- ⅓ tasse de miel biologique
- 1 cuillère à café de basilic séché
- ¼ cuillère à café de curcuma moulu
- 1 cuillère à café de basilic séché, écrasé
- Sel et poivre noir fraîchement moulu
- 800 g de blancs de poulet
- 1 tasse de champignons blancs frais, tranchés
- ½ tête de brocoli

Instructions:

Préchauffez le four à 175°C. Graissez légèrement un plat à gratin.

Mélangez tous les ingrédients sauf le poulet, les champignons et le brocoli dans un bol.

Placez le poulet dans un plat à gratin préparé et recouvrez-le de tranches de champignons.

Répartissez les fleurettes de brocoli autour du poulet de manière équitable.

Versez ½ de la mixture de miel sur le poulet et le brocoli de manière équitable.

Enfournez pendant environ vingt minutes.

Couvrez le poulet avec le reste de la sauce et enfournez pendant environ 10 minutes.

Nutrition:

- Calories: 248 kcal
- Graisses: 9 g
- Protéines: 40 g
- Sodium: 568 mg
- Fibres: 0 g
- Glucides: 0 g
- Sucres: 0 g

78. Pain de viande de poulet avec légumes

Temps de préparation: 20 minutes

Temps de cuisson: 90 minutes

Nombre de portions: 4

Ingrédients:

Pour le pain de viande:

- ½ tasse de pois chiches cuits
- 2 blancs d'œufs
- 2½ cuillères à café d'assaisonnement pour volaille
- Sel et poivre noir fraîchement moulu
- 285 g de poulet haché maigre
- 1 tasse de poivron rouge, épépiné et haché
- 1 tasse de côte de céleri hachée
- ⅓ tasse d'avoine coupée en acier
- 1 tasse de purée de tomate, divisée
- 2 cuillères à soupe de flocons d'oignon séchés, écrasés
- 1 cuillère à soupe de moutarde préparée

Pour les légumes:
- 900 g de courgettes d'été, tranchées
- 450 g de choux de Bruxelles congelés
- 2 cuillères à soupe d'huile d'olive extra vierge
- Sel et poivre noir fraîchement moulu

Instructions:

Préchauffez le four à 175°C.

Graissez un moule à pain de 9x13 cm.

Dans un mélangeur, mélangez les pois chiches, les blancs d'œufs, l'assaisonnement de volaille, le sel et le poivre noir jusqu'à obtenir une texture lisse.

Transférez le mélange dans un grand bol.

Mélangez bien le poulet, les légumes, l'avoine, une demi-tasse de purée de tomate et les flocons d'oignon.

Transfert de la préparation dans le moule à pain préparé.

Appuyez légèrement sur le mélange avec les deux mains.

Dans un autre bol, mélangez la purée de tomate et la moutarde.

Placez la préparation de moutarde de manière uniforme sur le moule à pain et faites cuire pendant environ une heure et demi ou jusqu'à ce qu'elle soit cuite comme vous le souhaitez. Pendant ce temps, placez un panier vapeur dans une grande casserole d'eau.

Placez les courgettes d'été dans un panier vapeur et faites-les bouillir. Couvrez et cuire à la vapeur pendant dix à douze minutes.

Égouttez bien et conservez-le.

Les instructions sur l'emballage doivent être suivies pour préparer les choux de Bruxelles.
Ajoutez les légumes, l'huile, le sel et le poivre noir dans un grand bol et mélangez pour bien enrober.
Ajouter les légumes au pain de viande.

Nutrition:

- Calories: 337 kcal
- Graisses: 5 g
- Protéines: 56 g
- Sodium: 755 mg
- Fibres: 3 g
- Glucides: 12 g
- Sucres: 5 g

79. Poulet rôti avec légumes et orange

Temps de préparation : 20 minutes

Temps de cuisson : 60 minutes

Servings : 2

Ingrédients :

- 1 cuillère à café de gingembre moulu
- ½ cuillère à café de cumin moulu
- ½ cuillère à café de coriandre moulu
- 1 cuillère à café de paprika
- Sel et poivre noir fraîchement moulu
- 1 poulet entier (3 ½-4 lb)
- 1 orange non pelée, coupée en 8 quartiers
- 2 carottes moyennes, pelées et coupées en morceaux de 2 pouces
- 2 patates douces moyennes, pelées et coupées en quartiers de ½ pouce
- ½ tasse d'eau

Instructions:

Préchauffer le four à 220°C.
Dans un petit bol, mélanger les épices.
Frotter le poulet avec le mélange d'épices uniformément.
Disposer le poulet dans un grand faitout et disposer les quartiers d'orange, les carottes et les patates douces autour.

Ajouter de l'eau et couvrir le récipient étroitement. Cuire pendant environ 30 minutes.
Découvrir et continuer à cuire pendant environ une demi-heure.

Nutrition:

- Calories: 216
- Protéines: 8,83 g
- Matières grasses: 11,48 g
- Glucides: 21,86 g

80. Pilons de poulet rôtis

Temps de préparation : 15 minutes

Temps de cuisson : 50 minutes

Servings : 2

Ingrédients :

- 1 oignon moyen, haché
- 1-2 cuillères à soupe de curcuma frais, haché
- 1-2 cuillères à soupe de gingembre frais, haché
- 2 tiges de citronnelle (tiers inférieur), pelées et hachées
- 1-2 jalapeños, épépinés et hachés
- 1 cuillère à café de zeste de lime frais, râpé
- 1 cuillère à soupe de poudre de curry
- 1¼ tasse de lait de coco non sucré
- 3 cuillères à soupe de jus de lime frais
- 1 cuillère à soupe d'aminos de noix de coco
- 1 cuillère à soupe de sauce de poisson
- 3-4 livres de poulet à la broche
- Cilantro frais haché, pour la garniture

Instructions:

Ajouter tous les ingrédients sauf les poulets à la broche et mixer jusqu'à obtenir une consistance lisse dans un blender.
Transférer le mélange dans un grand plat à gratin.
Badigeonner généreusement le poulet avec la marinade.
Couvrir et réfrigérer pour mariner pendant environ 12 heures.

Sortir le poulet du réfrigérateur et laisser reposer à température ambiante pendant environ 25 minutes ou 1/2 heure avant la cuisson.
Préchauffer le four à 175°C.
Découvrir le plat à gratin et faire rôtir pendant environ 50 minutes.

Nutrition:

- Calories: 200
- Glucides: 31 g
- Cholestérol: 93 mg
- Graisse totale: 4 g
- Protéines: 10 g
- Fibres: 2 g
- Sodium: 288 mg
- Sucre: 10 g

81. Poitrine de poulet grillée

Temps de préparation : 15 minutes

Temps de cuisson : 20 minutes

Servings : 2

Ingrédients :

- 2 échalotes, hachées
- 1 (1 pouce) de gingembre frais, haché
- 2 gousses d'ail hachées
- 1 tasse de jus d'ananas frais
- ¼ tasse d'aminos de noix de coco
- ¼ tasse d'huile d'olive bio extra-vierge
- 1 cuillère à café de cannelle moulue
- 1 cuillère à café de cumin moulu
- 1 cuillère à café de curcuma moulu
- Sel, selon le goût
- 4 poitrines de poulet sans peau ni os

Instructions:

Dans un grand sac Ziploc, ajouter tous les ingrédients et sceller.
Secouer le sac pour enduire le poulet de la marinade.
Réfrigérer pour mariner pendant environ 20 minutes à une heure.

Préchauffer le grill à chaleur moyenne-élevée.
Graisser la grille du grill.
Placer les morceaux de poulet sur le grill et faire griller pendant environ 10 minutes par côté.

Nutrition:

- Calories: 200
- Glucides: 31 g
- Cholestérol: 93 mg
- Graisse totale: 4 g
- Protéines: 10 g
- Fibres: 2 g
- Sodium: 288 mg

82. Dinde hachée avec légumes

Temps de préparation : 15 minutes

Temps de cuisson : 12 minutes

Servings : 2

Ingrédients :

- 1 cuillère à soupe d'huile de sésame
- 1 cuillère à soupe d'huile de noix de coco
- 500 g de viande hachée de dinde maigre
- 2 cuillères à soupe de gingembre frais, haché
- 2 gousses d'ail hachées
- 1 sac de 454 g de mélange de légumes (brocoli, carotte, chou, kale et choux de Bruxelles)
- ¼ tasse d'aminos de noix de coco
- 2 cuillères à soupe de vinaigre balsamique

Instructions:

Dans une grande poêle, faire chauffer les deux huiles à feu moyen-élevé.
Ajouter la dinde, le gingembre et l'ail et faire cuire pendant environ 5 à 6 minutes.
Ajouter le mélange de légumes et faire cuire pendant environ 4 à 5 minutes.
Incorporer les aminos de noix de coco et le vinaigre et faire cuire pendant environ 1 minute.
Servir chaud.

Nutrition:

- Calories: 99 kcal
- Matières grasses: 4 g
- Protéines: 1 g
- Sodium: 1 348 mg
- Fibres: 4 g
- Glucides: 16 g
- Sucre: 7 g

83. Canard avec Bok Choy

Temps de préparation: 15 minutes

Temps de cuisson: 12 minutes

Nombre de portions: 6

Ingrédients:

- 2 c. à soupe d'huile de noix de coco
- 1 oignon, coupé en fines tranches
- 2 cuillère de gingembre frais, râpé finement
- 2 gousses d'ail, hachées finement
- 1 c. à soupe de zeste d'orange frais, râpé finement
- ¼ tasse de bouillon de poulet
- ⅔ tasse de jus d'orange frais
- 1 canard rôti, viande séparée
- 3 livres de feuilles de bok choy
- 1 orange, pelée, épépinée et segmentée

Instructions:

Dans une grande poêle, faire fondre l'huile de noix de coco à feu moyen. Ajouter l'oignon, le gingembre et l'ail, et faire sauter pendant environ 3 minutes.
Incorporer le gingembre et faire sauter pendant environ 1-2 minutes.
Incorporer le zeste d'orange, le bouillon et le jus d'orange.
Ajouter la viande de canard et cuire pendant environ 3 minutes.
Transférer les morceaux de viande sur une assiette.
Ajouter le bok choy et cuire pendant environ 3-4 minutes.
Diviser le mélange de bok choy sur des assiettes de service et ajouter la viande de canard.
Servir avec des segments d'orange en garniture.

Nutrition:

- Calories: 290
- Graisses: 4 g
- Fibres: 6 g
- Glucides: 8 g
- Protéines: 14 g

84. Bœuf avec champignons et brocoli

Temps de préparation: 60 minutes

Temps de cuisson: 12 minutes

Nombre de portions: 4

Ingrédients:

Pour la marinade de boeuf:
- 1 gousse d'ail hachée
- 1 morceau de gingembre frais, haché
- Sel et poivre noir fraîchement moulu
- 3 cuillères à soupe de vinaigre de vin blanc
- 3/4 tasse de bouillon de bœuf
- 1 kilogramme de steak de flank, émincé et coupé en fines lanières

Pour les légumes:
- 2 cuillères à soupe d'huile de noix de coco
- 2 gousses d'ail
- 3 tasses de brocoli rabé
- 115 grammes de champignons shiitake
- 225 grammes de champignons cremini

Instructions:

Pour la marinade: Dans un grand bol, mélanger tous les ingrédients sauf le boeuf. Ajouter le boeuf et le recouvrir généreusement de marinade. Réfrigérer pour mariner pendant environ un quart d'heure.
Dans une grande poêle, faire chauffer l'huile à feu moyen-élevé.
Retirer le boeuf du bol, en réservant la marinade.
Faire cuire le boeuf dans la poêle pendant environ 3-4 minutes ou jusqu'à ce qu'il soit doré.
Ajouter la marinade réservée, le brocoli et les champignons à la même poêle et faire cuire pendant environ 3-4 minutes.

Retourner le boeuf et faire cuire pendant environ 3-4 minutes.

Nutrition:

• Calories: 200
• Glucides: 31 g
• Cholestérol: 93 mg
• Graisses totales: 4 g
• Protéines: 10 g
• Fibres: 2 g

85. Bœuf avec nouilles de courgette

Temps de préparation: 15 minutes

Temps de cuisson: 9 minutes

Nombre de portions: 4

Ingrédients:

• 1 c. à thé de gingembre frais, râpé
• 2 gousses d'ail moyennes, hachées finement
• ¼ tasse d'aminos de noix de coco
• 2 c. à soupe de jus de lime frais
• 1 kilogramme et demi de steak NY strip, émincé et coupé en fines tranches
• 2 courgettes moyennes, en spirales avec la lame C
• Sel, selon le goût
• 3 c. à soupe d'huile d'olive essentielle
• 2 échalotes moyennes, coupées en rondelles
• 1 c. à thé de piments rouges écrasés
• 2 c. à soupe de coriandre fraîche, hachée

Instructions:

Mélanger le gingembre, l'ail, les aminos de noix de coco et le jus de lime dans un grand bol. Ajouter le boeuf et le recouvrir généreusement de marinade. Réfrigérer pour mariner pendant environ 10 minutes.
Disposer les nouilles de courgette sur un grand torchon en papier et saupoudrer de sel.
Mettre de côté pendant environ 10 minutes.
Dans une grande poêle, faire chauffer l'huile à feu moyen-élevé. Ajouter l'échalote et les piments rouges écrasés et faire sauter pendant environ 1

minute. Incorporer le boeuf avec la marinade et faire sauter pendant environ 3-4 minutes ou jusqu'à ce qu'il soit doré. Ajouter la courgette et faire cuire pendant environ 3-4 minutes.
Servir chaud.

Nutrition:

• Calories: 1366
• Glucides: 166 g
• Cholestérol: 6 mg
• Graisses totales: 67 g
• Protéines: 59 g
• Fibres: 41 g

86. Nouilles aux fruits de mer

Temps de préparation: 10 minutes

Temps de cuisson: 20 minutes

Nombre de portions: 2

Ingrédients:

• Huile d'olive braisée
• 4 gousses d'ail hachées
• 300 g de calamars propres coupés en anneaux
• 200 g de moules sans coquille
• 200 g de crevettes sans coquille
• 10 crevettes propres
• 150 g de tomates séchées
• Sel selon le goût
• Poivre noir selon le goût
• 500 g de nouilles précuites
• 1/2 paquet de cresson
• Jus de 1/2 citron
• Persil selon le goût

Instructions:

Dans l'huile d'olive, fixez l'ail et ajoutez les calmars, les moules, les crevettes et les crevettes royales. Ajoutez ensuite les tomates et assaisonnez avec du sel et du poivre et le reste des ingrédients.

Nutrition:

- Calories: 2049
- Protéines: 56.21 g
- Graisses: 143.36 g
- Glucides: 139.98 g

87. Wraps de poulet effiloché épicé

Temps de préparation: 15 minutes

Temps de cuisson: 6-8 heures

Nombre de portions: 4

Ingrédients:

- 1 tête de laitue romaine
- 1 ½ c. à thé de cumin en poudre
- 1 ½ tasse de bouillon de poulet à faible teneur en graisses et en sodium
- 1 c. à thé de paprika
- 1 c. à thé de poudre d'ail
- 1 kilogramme de poitrines de poulet débarrassées de la peau et sans os
- 2 c. à thé de poudre de chili

Instructions:

Mettre tous les ingrédients sauf la laitue dans un mijoteur lent et mélanger doucement pour les combiner.
Régler le mijoteur lent sur Faible.
Couvrir et cuire pendant environ 6-8 heures.
Transférer les poitrines sur une grande assiette.
Avec une fourchette, hacher les poitrines.
Servir le poulet haché sur des feuilles de laitue.

Nutrition:

- Calories: 150
- Graisses: 3.4 g
- Glucides: 12 g
- Protéines: 14 g
- Sucres: 7 g
- Sodium: 900 mg

88. Chili aux haricots blancs, au poulet et au cidre de pomme

Temps de préparation: 15 minutes

Temps de cuisson: 7-8 heures

Nombre de portions: 4

Ingrédients:

- 3 tasses de poulet cuit haché
- 2 boîtes de haricots blancs de mer de 15 onces, bien rincées et égouttées
- 1 oignon moyen, haché
- 1 boîte de tomates concassées de 15 onces
- 3 tasses de bouillon d'os de poulet ou bouillon de poulet acheté en magasin
- 1 tasse de cidre de pomme
- 2 feuilles de laurier
- 1 c. à soupe d'huile d'olive extra-vierge
- 2 c. à thé de poudre d'ail
- 1 c. à thé de poudre de chili
- 1 c. à thé de sel de mer
- ½ c. à thé de cumin en poudre
- ¼ c. à thé de cannelle en poudre
- Pincée de piment de Cayenne
- Poivre noir fraîchement moulu
- ¼ tasse de vinaigre de cidre de pomme

Instructions:

Dans un mijoteur lent, combinez le poulet, les haricots, l'oignon, les tomates, le bouillon, le cidre, les feuilles de laurier, l'huile d'olive, la poudre d'ail, la poudre de chili, le sel, le cumin, la cannelle, le piment de Cayenne et le poivre noir.
Couvrir le mijoteur et le régler sur Faible.
Cuire pendant 7-8 heures.
Retirer et jeter les feuilles de laurier.
Incorporer le vinaigre de cidre de pomme et bien mélanger, puis servir.

Nutrition:

- Calories: 469
- Graisses totales: 8 g
- Glucides totaux: 46 g
- Sucre: 13 g

- Fibre: 9 g
- Protéines: 51 g
- Sodium: 1 047 mg

89. Agneau à la moutarde

Temps de préparation: 10 minutes

Temps de cuisson: 35 minutes

Nombre de portions: 4

Ingrédients:

- 2 racks d'agneau (8 côtes), essuyés
- 60 ml de moutarde Dijon
- 30 g de thym frais, haché
- 15 g de romarin frais, haché
- Poivre noir fraîchement moulu, selon le goût
- Sel, selon le goût
- 15 ml d'huile d'olive

Instructions:

Préchauffer le four à 220°C.
Dans un bol, mélanger la moutarde, le thym et le romarin.
Badigeonner les racks d'agneau de sel et de poivre.
Placer une grande poêle résistante au four sur une flamme de cuisson moyenne-élevée et chauffer l'huile d'olive.
Ajouter le rack d'agneau; faire sauter pendant environ 2 minutes par côté, en tournant une fois.
Le retirer du feu et le recouvrir de la préparation à la moutarde.
Faire cuire au four pendant 30 minutes ou jusqu'à ce qu'il soit bien cuit.
Retirer les racks d'agneau et les couper en morceaux.
Servir chaud.

Nutrition:

- Calories: 413
- Graisses: 24 g
- Glucides: 2 g
- Fibres: 1 g
- Protéines: 52 g

CHAPITRE 5. DESSERTS & SNACKS

90. Smoothie à la banane et à la cerise

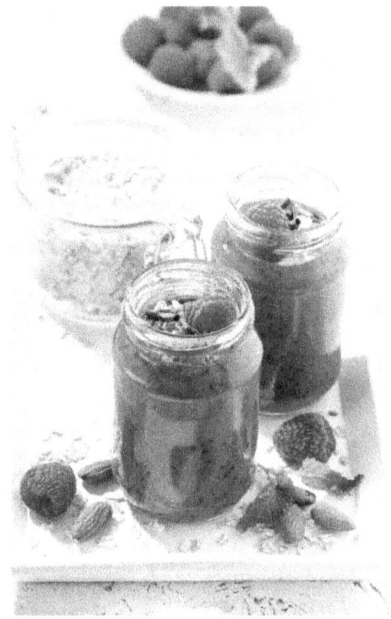

Temps de préparation: 5 minutes

Temps de cuisson: 2 minutes

Nombre de portions: 2-3

Ingrédients:

- ½ cuillère à café de vanille
- 1 tasse de cerises
- 2 ½ cuillères à soupe de graines de chia
- 1 tasse de lait d'amande non sucré
- 1 tasse de glaçons
- 1 tasse de feuilles de épinard frais
- 1 banane

Instructions:

Ajouter tous les ingrédients dans le mixeur et mixer jusqu'à obtenir une consistance lisse et crémeuse.
Servir et déguster.

Nutrition:

- Calories: 135
- Graisses: 5 g
- Glucides: 20 g
- Sucres: 7 g
- Protéines: 4,6 g

- Cholestérol: 0 mg

91. Smoothie aux myrtilles et aux épinards

Temps de préparation : 5 minutes

Temps de cuisson : 2 minutes

Portions : 2-3

Ingrédients :

- 2 tasses de myrtilles
- 3 tasses d'épinards frais, hachés
- 1/2 tasse de coriandre fraîche, hachée
- Jus d'1 citron
- 1 pouce de gingembre frais, râpé
- 2 tasses d'eau

Instructions:

Mettre tous les ingrédients dans le blender et mixer pendant 2 minutes, ou jusqu'à ce que le mélange soit lisse.
Servir immédiatement.

Nutrition:

- Calories : 121
- Glucides totaux : 30,0 g
- Protéines : 1,6 g
- Graisses totales : 0,6 g
- Sucres : 26,6 g
- Fibres : 2,6 g
- Sodium : 25 mg

92. Smoothie Matcha Mangue

Temps de préparation : 5 minutes

Temps de cuisson : 0 minutes

Portions : 2-3

Ingrédients :

- 2 tasses de mangue coupées en dés
- 2 c. à soupe de poudre de matcha
- 2 c. à café de poudre de curcuma
- 2 tasses de lait d'amande
- 2 c. à soupe de miel
- 1 tasse de glace pilée

Instructions :

Mettre la mangue, le matcha, le curcuma, le lait d'amande, le miel et la glace dans un blender. Mixer jusqu'à ce que le mélange soit lisse.
Servir immédiatement.

Nutrition:

- Calories : 285
- Glucides totaux : 68,0 g
- Protéines : 4,0 g
- Graisses totales : 3,0 g
- Sucres : 63,0 g
- Fibres : 6,0 g
- Sodium : 94 mg

93. Gâteau au fromage aux noix de pécan et au citron vert

Temps de préparation : 30 minutes + temps de réfrigération

Temps de cuisson : 0 minutes

Portions : 10

Ingrédients :

- 1 tasse de flocons de noix de coco
- 567 g de mascarpone, à température ambiante
- 1 1/2 tasse de farine de noix de pécan
- 120 ml de xylitol
- 3 c. à soupe de jus de lime vert

Instructions :

Mélanger la farine de noix de pécan, 1/4 tasse de xylitol et les flocons de noix de coco dans un saladier. Presser la croûte dans un moule à charnière doublé de papier sulfurisé. Mettre au congélateur pendant 30 minutes.
Battre le mascarpone et 1/4 tasse de xylitol au batteur électrique.
Ajouter le jus de citron vert ; vous pouvez ajouter de l'extrait de vanille si vous le souhaitez.
Verser la préparation sur la croûte préparée. Laisser refroidir au réfrigérateur pendant environ 3 heures. Bon appétit !

Nutrition:

- Calories : 296
- Graisses : 20 g
- Glucides : 6 g
- Protéines : 21 g
- Fibres : 3,7 g

94. Pommes de terre rôties

Temps de préparation : 20 minutes

Temps de cuisson : 30 minutes

Portions : 4

Ingrédients :

- 1 pomme de terre rouge en quartiers
- 1 c. à soupe de romarin
- 2 gousses d'ail
- 1 c. à soupe d'huile d'olive
- 1/4 c. à café de poudre d'oignon
- 1/2 c. à café de sel
- 1/2 c. à café de poivre

Instructions :

Mélanger les quartiers de pommes de terre et le reste des ingrédients.
Remuer pour enrober les quartiers de pommes de terre et les placer sur une plaque à pâtisserie.
Cuire au four à 200°C pendant 20 à 25 minutes, ou jusqu'à ce qu'ils soient tendres.

Retirer et servir.

Nutrition:

- Calories : 298 kcal
- Graisses : 12 g
- Fibres : 2 g
- Glucides : 20 g
- Protéines : 5 g

95. Muffins à la citrouille et aux courgettes

Temps de préparation : 10 minutes

Temps de cuisson : 40 minutes

Portions : 5

Ingrédients :

- 1/2 tasse de farine de noix de coco
- 1 c. à café de cannelle
- 1/2 c. à café de bicarbonate de soude
- 1/4 c. à café de muscade
- 1/4 c. à café de sel minéral
- 1 tasse de purée de courge faite maison
- 1 1/2 tasse de courgette râpée
- 4 oeufs bio élevés en pâturage
- 1/4 tasse d'huile de noix de coco fondue
- 3 c. à soupe de miel
- 1 c. à café d'extrait de vanille

Instructions :

Préchauffer le four à 175°C. Tapisser un moule à muffins standard avec des moules en papier.
Mélanger la farine de noix de coco, la cannelle, le bicarbonate de soude, la muscade et le sel dans un grand bol. Dans un autre bol, fouetter ensemble la courge, la courgette, les oeufs, l'huile de noix de coco, le miel et la vanille.
Verser les ingrédients liquides dans les ingrédients secs et mélanger pour combiner.
Répartir la pâte uniformément dans les moules à muffins.

Cuire au four pendant 30 à 40 minutes ou jusqu'à ce qu'ils soient cuits et dorés sur le dessus.

Nutrition:

- Calories : 200 kcal
- Graisses : 8 g
- Fibres : 4 g
- Glucides : 8 g
- Protéines : 3 g

96. Houmous au basilic et aux haricots blancs

Temps de préparation : 10 minutes

Temps de cuisson : 0 minutes

Portions : 4

Ingrédients :

- 2 1/2 tasses de haricots blancs, trempés et cuits
- 1 gousse d'ail
- 2 tasses de basilic frais
- 2 c. à soupe de tahini maison
- 2 c. à soupe de jus de citron
- 1/2 c. à café de sel minéral
- 1/4 tasse d'huile d'olive, pressée à froid

Instructions :

Dans un robot culinaire ou un mélangeur à haute vitesse, ajouter tous les ingrédients et mélanger jusqu'à ce que ce soit lisse. Si c'est trop épais, ajouter un peu d'eau.
Servir avec des légumes frais hachés (concombres, poivrons, carottes ou céleri).

Nutrition:

- Calories : 298 kcal
- Graisses : 12 g
- Fibres : 2 g
- Glucides : 20 g
- Protéines : 5 g

97. Noix grillées à l'ail et au romarin

Temps de préparation : 10 minutes

Temps de cuisson : 10 minutes

Portions : 4

Ingrédients :

• 1 tasse d'amandes
• 1 tasse de noix de cajou
• 1 tasse de noix
• 2 c. à soupe d'huile de coco fondue
• 1 c. à café de poudre d'ail
• 2 c. à café de romarin séché, ou 1 c. à soupe de romarin frais
• 1/2 c. à café de sel minéral

Instructions :

Préchauffer le four à 175°C. Tapisser une plaque à pâtisserie de papier sulfurisé.
Ajouter tous les ingrédients sur la plaque et remuer pour bien enrober.
Cuire au four pendant 10 minutes, en remuant à mi-cuisson.
Laisser refroidir complètement avant de manger.
Ne convient pas aux bébés.
Ranger dans un récipient hermétique pour en faire une collation facile à emporter.

Nutrition:

• Calories : 350 kcal
• Graisses : 8 g
• Fibres : 2 g
• Glucides : 8 g
• Protéines : 26 g

98. Recette pour le délice des poires rubis

Temps de préparation : 10 minutes

Temps de cuisson : 10 minutes

Portions : 4

Ingrédients :

• 4 poires
• 750 ml de jus de raisin
• 320 g de gelée de groseille
• 4 gousses d'ail
• Jus et zeste d'un citron
• 4 grains de poivre
• 2 branches de romarin
• 1/2 gousse de vanille

Instructions :

Versez la gelée et le jus de raisin dans votre autocuiseur et mélangez avec le zeste et le jus de citron.
Trempez chaque poire dans le mélange, enveloppez-les dans du papier d'aluminium propre et placez-les de manière ordonnée dans le panier vapeur de votre autocuiseur.
Ajoutez les grains de poivre, le romarin, les gousses d'ail et la gousse de vanille au mélange de jus.
Fermez le couvercle et faites cuire à haute pression pendant 10 minutes.
Relâchez rapidement la pression et ouvrez soigneusement le couvercle ; sortez les poires, retirez les emballages et disposez-les sur des assiettes.
Servez froid avec les toppings du jus de cuisson.

Nutrition:

• Calories : 145 kcal
• Graisses : 5,6 g
• Fibres : 6 g
• Glucides : 12 g
• Protéines : 12 g

99. Compote de baies mélangées et d'orange

Temps de préparation : 15 minutes

Temps de cuisson : 15 minutes

Portions : 4

Ingrédients :

- 225 g de fraises
- 1 c. à soupe de jus d'orange
- 1/4 c. à café de clous de girofle moulus
- 100 g de sucre brun
- 1 gousse de vanille
- 450 g de myrtilles
- 225 g de mûres

Instructions :

Mettez vos baies dans l'autocuiseur. Ajoutez le sucre et laissez reposer pendant 15 minutes. Ajoutez le jus d'orange, les clous de girofle moulus et la gousse de vanille.

Fermez le couvercle. Choisissez le mode Manuel et faites cuire pendant 2 minutes à haute pression. Une fois la cuisson terminée, laissez la pression se libérer naturellement pendant 10 minutes ; retirez soigneusement le couvercle.

Laissez refroidir votre compote, elle épaissira. Bon appétit !

Nutrition:

- Calories : 224 kcal
- Graisses : 0,8 g
- Glucides : 56,3 g
- Protéines : 2,1 g
- Sucre : 46,5 g

100. Pudding aux figues et à la sarrasine maison

Temps de préparation: 10 minutes

Temps de cuisson: 10 minutes

Portions: 4

Ingrédients:

- ½ cuillère à café de cannelle en poudre
- ½ tasse de figues séchées, coupées en dés
- ⅓ tasse de miel
- 1 cuillère à café d'extrait de vanille pur
- 3½ tasses de lait
- ½ cuillère à café d'extrait d'amande pur
- 1½ tasse de sarrasin

Instructions:

Ajouter tous les ingrédients ci-dessus dans votre Instant Pot.

Fermer le couvercle. Choisissez le mode "Multigrains" et faites cuire pendant 10 minutes sous haute pression. Une fois la cuisson terminée, utiliser une libération de pression naturelle; retirer soigneusement le couvercle.

Servir avec des fruits frais, des noix ou de la crème fouettée. Bon appétit!

Nutrition:

- Calories : 320 kcal
- Lipides : 7,5 g
- Glucides : 57,7 g
- Protéines : 9,5 g
- Sucres : 43,2 g

101. Sauce zinguée aux myrtilles

Préparation : 5 minutes

Cuisson : 20 minutes

Portions : 10

Ingrédients :

- 60 ml de jus de citron frais
- 450 g de sucre granulé
- 1 cuillère à soupe de zeste de citron frais râpé
- 1/2 cuillère à café d'extrait de vanille
- 900 g de myrtilles fraîches

Instructions :

Mettre les myrtilles, le sucre et la vanille dans la cuve de votre Instant Pot.

Fermer le couvercle. Choisir le mode "Manuel" et cuire pendant 2 minutes à haute pression. Une fois la cuisson terminée, laisser la pression naturelle se libérer pendant 15 minutes; retirer délicatement le couvercle.

Incorporer le zeste et le jus de citron. Mixer la préparation à l'aide d'un mixeur, puis passer le mélange au tamis avant de le conserver.

Bon appétit !

Nutrition:

• Calories : 230 kcal
• Matières grasses : 0,3 g
• Glucides : 59 g
• Protéines : 0,7 g
• Sucres : 53,6 g

102. Crème anglaise au chocolat et aux amandes

Temps de préparation : 10 minutes

Temps de cuisson : 15 minutes

Nombre de portions : 3

Ingrédients :

• 3 biscuits au chocolat, en morceaux
• Une pincée de sel
• ¼ c. à thé de cardamome, moulu
• 3 c. à soupe de miel
• ¼ c. à thé de muscade, fraîchement râpée
• 2 c. à soupe de beurre
• 3 c. à soupe de lait entier
• 1 tasse de farine d'amande
• 3 oeufs
• 1 c. à thé d'extrait de vanille pur

Instructions :

Dans un bol de mélange, fouetter les oeufs avec le beurre. Ajoutez maintenant le lait et continuez à mélanger jusqu'à ce que le mélange soit bien homogène.

Ajoutez les ingrédients restants dans l'ordre indiqué ci-dessus. Divisez la pâte en 3 ramequins.

Ajoutez 1 tasse d'eau et un trivet en métal à l'Instant Pot.

Couvrez les ramequins de papier d'aluminium et abaissez-les sur le trivet.

Verrouillez le couvercle et sélectionnez le mode Manuel.

Cuire à haute pression pendant 12 minutes. Une fois la cuisson terminée, utilisez une libération rapide ; enlevez soigneusement le couvercle.

Transférez les ramequins sur une grille et laissez-les refroidir légèrement avant de servir.

Bon appétit!

Nutrition :

• Calories : 304 kcal
• Graisses : 18,9 g
• Glucides : 23,8 g
• Protéines : 10 g
• Sucres : 21,1 g

103. Pudding de riz au jasmin avec des canneberges

Temps de préparation : 5 minutes

Temps de cuisson : 15 minutes

Nombre de portions : 4

Ingrédients :

• 1 tasse de jus de pomme
• 1 c. à soupe heaping de miel
• ⅓ tasse de sucre granulé
• 1½ tasse de riz jasmin
• 1 tasse d'eau
• ¼ c. à thé de cannelle, moulue
• ¼ c. à thé de clous de girofle, moulus
• ⅓ c. à thé de cardamome, moulue
• 1 c. à thé d'extrait de vanille
• 3 oeufs, bien battus
• ½ tasse de canneberges

Instructions :

Mélangez soigneusement le jus de pomme, le miel, le sucre, le riz jasmin, l'eau et les épices dans le récipient interne de votre Instant Pot.

Verrouillez le couvercle. Choisissez le mode Manuel et cuisez pendant 4 minutes à haute pression. Une fois la cuisson terminée, utilisez une libération de pression naturelle pendant 5 minutes ; enlevez soigneusement le couvercle.

Appuyez sur le bouton Sauté et incorporez les oeufs. Cuisez sur le mode Less jusqu'à ce qu'ils soient bien chauds.

Versez dans des bols individuels et saupoudrez de canneberges séchées. Bon appétit!

Nutrition :

• Calories : 402 kcal
• Graisses :3,6 g
• Glucides :81,1 g
• Protéines : 8,9 g
• Sucres : 22,3 g
• Fibres : 2,2 g

104. 3 Crème glacée à la vanille

Temps de préparation : 10 minutes

Temps de cuisson : 0 minute

Nombre de portions : 8

Ingrédients :

• 3 tasses de lait de noix de coco à teneur élevée en matières grasses
• ⅓ tasse de sirop d'érable
• 2 c. à thé d'extrait de vanille
• ¼ c. à thé de sel

Instructions :

Fouetter ensemble le lait de noix de coco, le sirop d'érable, la vanille et le sel dans un grand bol. Alternativement, utilisez un mixeur pour combiner. Si vous utilisez une sorbetière, congelez selon les instructions du fabricant. Transférez la crème glacée dans un récipient hermétique et conservez-la au congélateur.

Vous pouvez également congeler une partie du mélange dans des moules à glaçons pour ajouter aux smoothies.

Nutrition :

• Calories : 296
• Graisses : 24 g
• Protéines : 2 g
• Glucides : 18 g
• Fibres : 0 g
• Sucres : 14 g
• Sodium : 129 mg

105. Gâteau en feuille à la caroube

Temps de préparation : 10 minutes

Temps de cuisson : 40 minutes

Nombre de portions : 12

Ingrédients :

• 1 tasse d'huile de noix de coco fondue, plus de la matière grasse pour beurrer le moule à gâteau
• 10 oeufs
• 1 tasse de sirop d'érable pur
• 2 c. à thé d'extrait de vanille pur
• ¾ tasse de farine de noix de coco
• ½ tasse de poudre de caroube
• 1 c. à thé de bicarbonate de soude
• ⅛ c. à thé de sel de mer

Instructions :

Préchauffer le four à 180ºC
Beurrez légèrement un moule à gâteau de 9 par 13 pouces avec de l'huile de noix de coco et réservez. Dans un grand bol, fouetter ou fouetter les oeufs jusqu'à ce qu'ils soient mousseux.
Ajoutez les 1 tasse restante d'huile de noix de coco, le sirop d'érable et la vanille. Fouetter ou fouetter jusqu'à ce que le mélange soit bien homogène. Dans un petit bol, mélangez la farine de noix de coco, la poudre de caroube, le bicarbonate de soude et le sel de mer. Ajoutez les ingrédients secs aux

ingrédients humides et mélangez jusqu'à ce que le mélange soit lisse. Versez la pâte dans le moule préparé.

Enfournez pendant environ 40 minutes ou jusqu'à ce qu'un couteau inséré au centre ressorte propre.

Retirez le gâteau du four et laissez-le refroidir sur une grille.

Servir avec des fruits ou recouvert de crème de noix de coco fouettée, si désiré.

Nutrition :

- Calories : 312
- Graisses : 25 g
- Protéines : 6 g
- Glucides : 21 g
- Fibres : 2 g
- Sucres : 16 g
- Sodium : 74 mg

106. Crème "Nice" à la banane

Temps de préparation : 5 minutes

Temps de cuisson : 0 minute

Nombre de portions : 4

Ingrédients :

- 4 bananes congelées, coupées en dés

Instructions :

Dans un robot culinaire ou un mixeur, mélangez les bananes pendant 3 à 5 minutes jusqu'à ce qu'elles atteignent une consistance mousseuse et crémeuse. Selon la congélation des bananes, cela peut prendre un peu plus de temps.
Servir immédiatement.

Nutrition :

- Calories : 112
- Graisses : 0 g
- Protéines : 1 g
- Glucides : 29 g

- Fibres : 3 g
- Sucres : 14 g
- Sodium : 1 mg

107. Key Lime Pie Pots De Crème

Temps de préparation : 30 minutes

Temps de cuisson : 15 minutes

Nombre de portions : 3

Ingrédients :

Remplissage :
- 1 383 g boîte de lait de noix de coco à teneur élevée en matières grasses
- 2 c. à thé d'extrait de vanille pur
- 1 c. à thé de zeste de lime râpé
- Jus de 2 citrons verts
- 20 gouttes de stévia liquide
- Pincée de sel de l'Himalaya fin
- 1 tige de citronnelle, coupée en 3 parties
- 1 c. à soupe généreuse de gélatine de boeuf non aromatisée d'herbe
Crumble de graines de chanvre :
- ½ tasse de graines de chanvre décortiquées (aka coeurs de chanvre)
- 1 c. à thé de miel brut
- 1 c. à thé de zeste de lime râpé
- Pincée de sel de l'Himalaya fin

Instructions :

Faites le remplissage suivant :
Dans une petite casserole, faites chauffer le lait de noix de coco, l'extrait de vanille, le zeste de citron, le jus de citron, la stévia, le sel et la citronnelle.
Cuire pendant 5 minutes ou jusqu'à ce que le lait commence à s'évaporer, en remuant occasionnellement. Il deviendra parfumé et les bords commenceront à bouillonner un peu.
Retirez les feuilles de citronnelle avec des pinces ou une cuillère percée.

Saupoudrez la gélatine avec le mélange de lait de noix de coco jusqu'à ce qu'elle soit complètement dissoute. Retirez la casserole du feu.

Verser le mélange dans trois ramequins de 113 g à travers un tamis fin.

Jusqu'à ce qu'il soit pris, réfrigérez pendant 30 à 45 minutes.

Placez les ramequins dans la zone la plus froide du réfrigérateur, généralement à l'arrière de l'étagère supérieure.

Créez le crumble de graines de chanvre comme suit : Dans une petite poêle, faites chauffer le miel, le zeste de lime, le sel et les graines de chanvre à feu moyen. Cuire pendant 5 à 6 minutes en remuant doucement. Les graines commenceront à torréfier, créant une douce odeur de pop-corn dans le mélange. Lorsque la plupart des graines deviennent brunes, retirez la poêle du feu.

Pendant que les pots de crème finissent de prendre, utilisez une cuillère pour aplatir le mélange et placez-le sous un ventilateur pour qu'il refroidisse.

Lorsque la crème est prête, retirez-la du réfrigérateur.

Pour obtenir une croûte croquante, torréfiée et sucrée, coupez les graines de chanvre candies avec une cuillère et saupoudrez-les sur les pots de crème. Ils préfèrent se déguster immédiatement. Si vous réfrigérez les pots crémeux plus longtemps, ils deviendront complètement fermes.

Nutrition :

- Calories : 368
- Graisses : 33 g
- Protéines : 11 g
- Glucides : 19 g
- Fibres : 6 g
- Sucres : 11 g
- Sodium : 238 mg

108. Biscotti à l'abricot

Temps de préparation : 10 minutes

Temps de cuisson : 40 minutes

Servings : 4-6

Ingrédients :

- 75g de farine de son
- 75g de farine blanche
- 25g de sucre brun, très compact
- 1 cuillère de levure chimique
- 2 oeufs, légèrement battus
- 2 c. à soupe de lait à 1% de matière grasse
- 2 c. à soupe d'huile de canola
- 2 c. à soupe de miel foncé
- ½ cuillère d'extrait d'amande
- ⅔ tasse d'abricots secs hachés
- ¼ tasse d'amandes grossièrement hachées

Instructions :

Préchauffer le four à 175°C

Mélanger la farine, le sucre brun et la levure dans un grand bol.

Jusqu'à ce que le mélange soit homogène, battez-le. Ajouter le lait, l'huile de canola, le miel, l'extrait d'amande et les œufs.

Formez une pâte en mélangeant.

Les amandes et les abricots secs hachés doivent être mélangés. Mélanger la pâte avec les mains farinées jusqu'à ce que les ingrédients soient bien intégrés.

Formez une grosse baguette de 30 cm de long, 7,5 cm de large et environ 2,5 cm de haut à la main en disposant la pâte sur une grande feuille de papier d'aluminium.

Placez la pâte sur une plaque à pâtisserie antiadhésive après avoir retiré le papier d'aluminium. Poursuivre la cuisson pendant 25 à 30 minutes ou jusqu'à ce qu'elle soit légèrement dorée. Transfert sur une plaque à pâtisserie différente et laisser refroidir pendant dix minutes. Démarrez le four à 175°C.

Couper la pâte froide avec un couteau denteléé en 24 portions de 1 cm de large sur un plan de travail. Placez les morceaux sur la plaque à pâtisserie en tournant la coupure vers le bas.

Cuire pendant 15 à 20 minutes supplémentaires ou jusqu'à ce qu'ils soient croustillants. Transfert sur une grille et laisser complètement refroidir.

Conservez-le dans une boîte hermétique.

Nutrition :

• Calories: 75
• Lipides totaux: 2 g
• Cholestérol: 15 mg
• Sodium: 17 mg
• Glucides totaux: 12 g
• Fibres alimentaires: 1 g
• Sucres totaux: 6 g
• Sucres ajoutés: 2 g
• Protéines: 2 g

109. Mascarpone au chocolat

Temps de préparation: 10 minutes

Temps de cuisson: 40 minutes

Servings: 4–6

Ingrédients:

• 250 ml de crème fondante (bien refroidie)
• 250 g de mascarpone
• 200 g de chocolat noir
• 4 cuillères à soupe de sucre en poudre

Instructions:

Faites fondre le chocolat dans un bol en verre avec de l'eau. Posez le bol dans une casserole avec de l'eau bouillante, de sorte que le fond du bol ne touche pas l'eau.
Laissez le chocolat fondu refroidir (jusqu'à ce qu'il ne soit plus chaud, seulement légèrement tiède).
Fouettez la crème. Mélangez le mascarpone avec un mélangeur avec le sucre en poudre. Sans arrêter le mélangeur, ajoutez le chocolat au fromage (versez-le lentement en petit jet). Mélangez jusqu'à obtenir une consistance lisse.
Ajoutez la crème fouettée à la masse de chocolat.
Puis mélangez manuellement ou à basse vitesse avec un mélangeur jusqu'à ce que nous obtenions une consistance uniforme, crémeuse et épaisse.

Appliquez la crème en utilisant un manchon pour décorer les gâteaux pour obtenir un dessert joli à regarder. Nous stockons la crème prête au réfrigérateur.

Nutrition :

• Calories: 591
• Protéines: 11,03 g
• Graisses: 53,8 g
• Glucides: 26,58 g

110. Tartinade de ricotta aux amandes

Temps de préparation : 10 minutes

Temps de cuisson : 35 minutes

Portions : 5

Ingrédients :

• 200 gr. d'amandes crues et non salées
• 100 gr. de noix de cajou crues et non salées
• 2 c. à soupe de jus de citron
• Sel de mer à volonté
• 1 c. à soupe de levure en "Titan"
• Poivre noir au goût
• Herbes fraîches au goût (romarin, persil, aneth, sauge, thym, coriandre)

Instructions :

Faire tremper les noix.
Le lendemain, égoutter les noix et les traiter avec le jus de citron, le sel, la levure en flocons (ou le fromage "Viol life" très finement râpé), et le poivre jusqu'à ce qu'une crème épaisse soit formée.
Allumer et éteindre le processeur si nécessaire et bien mélanger pour que tout soit bien intégré.
Il peut être ajouté de l'eau, mais pas en excès, pour éviter que le bain ne soit trop liquide. Il devrait avoir la consistance du "pillory" traditionnel.
Rectifier à nouveau le sel et le poivre et ajouter des herbes fraîches en haut.

Nutrition :

- Calories : 591
- Protéines : 11,03 g
- Graisses : 53,8 g
- Glucides : 26,58 g

111. Compote de baies

Temps de préparation: 10 minutes

Temps de cuisson: 5 minutes

Servings: 8

Ingrédients:

- 1 tasse de bleuets
- 2 tasses de fraises, coupées en tranches
- 2 c. à soupe de jus de citron
- ¾ tasse de sucre
- 1 c. à soupe de maïzena
- 1 c. à soupe d'eau

Instructions :

Dans un Instant Pot, mélangez les bleuets avec le jus de citron et le sucre. Remuez, couvrez et cuisez sur le réglage Manuel pendant 3 minutes.
Mélangez la maïzena avec l'eau dans un bol. Remuez bien et ajoutez-les à l'Instant Pot. Remuez, réglez l'Instant Pot sur le mode Sauté et cuisez la compote pendant 2 minutes.
Répartissez dans des bocaux et conservez au réfrigérateur jusqu'au moment de servir.

Nutrition:

- Calories: 260 kcal
- Lipides: 13 g
- Fibres: 3 g
- Glucides: 23 g
- Protéines: 3 g

112. Gâteau aux fruits

Temps de préparation: 10 minutes

Temps de cuisson: 12 minutes

Nombre de portions: 4

Ingrédients:

- 3 pommes, épluchées et coupées en morceaux
- 2 poires, épluchées et coupées en morceaux
- 1½ tasse d'eau chaude
- ¼ tasse de miel
- 1 tasse d'avoine coupée en acier
- 1 cuillère de cannelle moulue
- Glace, pour servir

Instructions:

Mettez les pommes et les poires dans l'Instant Pot et mélangez avec de l'eau chaude, du miel, de l'avoine et de la cannelle.
Mélangez, couvrez et cuisez sur le réglage Manuel pendant 12 minutes.
Relâchez la pression naturellement, transférez le cobbler sur une assiette et servez.

Nutrition:

- Calories: 170 kcal
- Graisses: 4 g
- Glucides: 10 g
- Fibres: 2.4 g
- Protéines: 3 g
- Sucre: 7 g

113. Pêches farcies

Temps de préparation: 10 minutes

Temps de cuisson: 4 minutes

Servings: 6

Ingrédients:

- 6 pêches, les noyaux et la chair enlevés
- Sel
- ¼ de tasse de farine de noix de coco
- ¼ de tasse de sirop d'érable
- 2 cuillères à soupe de beurre de noix de coco
- ½ cuillère de cannelle moulue

- 1 cuillère d'extrait d'amande
- 1 tasse d'eau

Instructions:

Mélanger la farine avec le sel, le sirop, le beurre, la cannelle et la moitié de l'extrait d'amande dans un bol et bien mélanger.

Remplir les pêches avec ce mélange et les placer dans le panier à vapeur du Instant Pot. Ajouter l'eau et le reste de l'extrait d'amande à l'Instant Pot. Couvrir et cuire sur le réglage de la vapeur pendant 4 minutes.

Relâcher la pression. Diviser les pêches farcies sur des assiettes de service et servir chaud.

Nutrition:

- Calories: 160 kcal
- Lipides: 6,7 g
- Glucides: 12 g
- Fibres: 3 g
- Sucre: 11 g
- Protéines: 4 g

114. Compote de pêches

Temps de préparation: 10 minutes

Temps de cuisson: 3 minutes

Portions: 6

Ingrédients:

- 8 pêches, épépinées et coupées en morceaux
- 6 c. à soupe de sucre
- 1 c. à thé de cannelle moulue
- 1 c. à thé d'extrait de vanille
- 1 gousse de vanille, éraflée
- 2 c. à soupe de céréales Grape Nuts

Instructions:

Mettez les pêches dans l'Instant Pot et mélangez avec le sucre, la cannelle, la gousse de vanille et l'extrait de vanille.

Bien mélanger, couvrir l'Instant Pot et cuire sur le réglage Manuel pendant 3 minutes.

Relâchez la pression pendant 10 minutes. Ajoutez les céréales, mélangez bien, transférez la compote dans des bols et servez.

Nutrition:

- Calories: 100 kcal
- Lipides: 2 g
- Glucides: 11 g
- Fibres: 1 g
- Sucres: 10 g
- Protéines: 1 g

115. Pudding à la vanille

Temps de préparation: 10 minutes

Temps de cuisson: 20 minutes

Portions: 4

Ingrédients:

- 500 ml de lait
- 200 ml de crème épaisse
- 5 jaunes d'œufs
- 100 g de sucre en poudre
- 2 c. à soupe d'extrait de vanille
- 1 c. à soupe de Maïzena
- 1 pincée de sel
- Crème fouettée, pour servir
- Pépites de chocolat, pour servir

Instructions:

Dans une casserole, faire bouillir le lait et la crème épaisse. Retirer du feu, ajouter la Maïzena et bien mélanger.

Dans un bol, mélanger les jaunes d'œufs avec la vanille, le sucre, la pincée de sel et la Maïzena. Verser dans la casserole avec le mélange lait-crème et bien mélanger.

Verser dans un moule à soufflé, couvrir avec de l'aluminium et le placer dans le panier à vapeur de l'Instant Pot. Ajouter de l'eau dans l'Instant Pot,

couvrir, cuire sur Manuel pendant 18 minutes et laisser la pression se relâcher naturellement.
Sortir le pudding de l'Instant Pot, le laisser refroidir et le garder au réfrigérateur pendant 3 heures avant de le servir avec de la crème fouettée et des pépites de chocolat.

Nutrition:

- Calories: 200 kcal
- Graisses: 3 g
- Fibres: 1 g
- Glucides: 20 g
- Protéines: 14 g

116. Caillé rafraîchissant

Temps de préparation : 10 minutes

Temps de cuisson : 5 minutes

Nombre de portions : 4

Ingrédients :

- 3 c. à soupe de stévia
- 340 g de framboises
- 2 jaunes d'œufs
- 2 c. à soupe de jus de citron
- 2 c. à soupe de ghee

Instructions :

Mettez les framboises dans votre Instant Pot.
Ajoutez la stévia et le jus de citron, mélangez, couvrez et cuisez à haute pression pendant 2 minutes.
Filtrez ce mélange dans un bol. Ajoutez les jaunes d'œufs, mélangez bien et remettez le tout dans votre pot.
Réglez le pot en mode Sauté et cuisez pendant 2 minutes. Ajoutez le ghee, mélangez bien, transvasez dans un récipient et servez froid.
Bon appétit !

Nutrition :

- Calories: 132 kcal
- Graisses : 1 g
- Fibres : 0 g
- Glucides : 2 g
- Protéines : 4 g

117. Compote de pommes au miel

Temps de préparation: 5 minutes

Temps de cuisson: 5 minutes

Nombre de portions: 4

Ingrédients:

- 2 cuillères à soupe de miel
- 1 cuillère à café de cannelle moulue
- ½ cuillère à café de clous de girofle moulus
- 4 pommes

Instructions:

Ajoutez tous les ingrédients dans le pot intérieur.
Ajoutez maintenant ⅓ de tasse d'eau.
Verrouillez le couvercle. Choisissez le mode Manuel et cuisez pendant 2 minutes à haute pression. Une fois la cuisson terminée, utilisez une libération rapide de la pression; retirez soigneusement le couvercle.
Servez dans des bols individuels.
Bon appétit!

Nutrition:

- Calories: 128 kcal
- Lipides: 0,3 g
- Glucides: 34,3 g
- Protéines: 0,5 g
- Sucres: 27,5 g

118. Baklava au sirop de miel et de citron

Temps de préparation: 10 minutes

Temps de cuisson: 0 minutes

Nombre de portions: 3

Ingrédients:

- 400 g de pâte filo
- 300 g de noix de Grenoble
- 250 g de pistaches
- 200 g de beurre
- 200 g de sucre
- 1 cuillère à soupe de jus de citron
- 2 cuillères à soupe de miel
- 300 ml d'eau

Instructions:

Faites fondre le beurre dans une casserole et laissez-le refroidir pendant que vous hachez les pistaches et les amandes avec 2 cuillères à soupe de sucre. Beurrez le moule, puis étalez la première feuille de pâte filo, badigeonnez-la avec le beurre fondu et posez une seconde et une troisième dessus, en continuant à beurrer.

Après la troisième couche, ajoutez les noix de Grenoble et les pistaches hachées et recommencez le processus : pour chaque 3 feuilles de pâte beurrée, insérez une couche de noix de Grenoble et de pistaches jusqu'à ce que vous finissiez avec la pâte filo.

Cuire au four à 180º pendant 15 minutes.

Pendant ce temps, préparez le sirop : portez à ébullition le sucre, l'eau, le jus de citron et le miel (à feu moyen, en remuant constamment).

Une fois cuit, saupoudrez le baklava de sirop et laissez-le refroidir.

Servir coupé en diamants et recouvert de noix de Grenoble et de pistaches hachées.

Nutrition:

- Calories: 591
- Protéines: 11,03 g
- Lipides: 53,8 g
- Glucides: 26,58 g

119. Biscuits grecs au beurre

Temps de préparation: 5 à 10 minutes

Temps de cuisson: 5 minutes

Nombre de portions: 4

Ingrédients:

- 150 g d'amandes crues
- 155 g de beurre mou (à température ambiante)
- 70 g de sucre en poudre
- 2 jaunes d'œufs
- 300 g de farine 00
- ½ cuillère à café de levure chimique
- Du sucre glace selon le goût
- 20 gousses entières de clous de girofle

Instructions:

Dans une casserole, faites bouillir de l'eau. Après cela, ajoutez les amandes et faites cuire pendant dix minutes. Ensuite, égouttez-les sur une feuille de papier absorbant. la peau des amandes.

Préchauffez le four à une température de 200 ° C. Couvrez une plaque à pâtisserie de papier sulfurisé et faites griller les amandes. Lorsqu'elles sont bien grillées, attendez qu'elles se refroidissent. Quand ils sont froids, mélangez-les avec un hachoir. Ne les transformez pas en farine, mais en fines graines.

Montez le beurre avec du sucre à l'aide d'un fouet électrique jusqu'à ce qu'il forme une mousse. Ajouter les jaunes d'œufs et mélanger tous les ingrédients en fouettant. La farine et la levure chimique doivent être mélangées.

Ajouter les amandes hachées, la levure chimique et la farine à la pâte. Commencez à pétrir dans un bol, puis déplacez-vous sur une table et continuez à pétrir ; il faut être patient avant que la pâte ne devienne compacte. Une fois que la pâte s'est compactée, enveloppez-la avec du film plastique et placez-la au réfrigérateur pendant une heure. Couvrez une plaque à pâtisserie de papier sulfurisé et préchauffez le four à 180°C dès que ce temps est écoulé. Formez des boules d'environ la taille d'une noix et espachez-les de 2 cm les uns des autres sur la plaque à pâtisserie.

Avec les doigts, appuyez sur le centre de chaque boule pour créer une petite rigole. Faites-le cuire jusqu'à ce qu'il soit doré. Mettez une gousse de clou de girofle au centre de chaque biscuit après cela. Laissez-le refroidir et saupoudrez-le avec beaucoup de sucre glace.

Nutrition :

• Calories: 42
• Protéines: 3,13 g
• Lipides: 1,68 g
• Glucides: 4,77 g

un paquet de 1 kg de sucre en poudre (je n'ai pas utilisé tout le paquet). La mixture doit être épaisse. Profitez!!

Nutrition :

• Calories: 95
• Lipides: 3,3 g
• Fibres: 1,3 g
• Glucides: 10,1 g
• Protéines: 6,4 g

120. Muffins au cacao et au café

Temps de préparation: 10 minutes

Temps de cuisson: 20 minutes

Nombre de portions: 2

Ingrédients:

• ½ tasse de beurre mou
• 1 œuf
• 1 cuillère à café de sucre
• 1 cuillère à café d'extrait de vanille
• 1 ½ cuillère à café de farine
• 1 cuillère à café de bicarbonate de soude
• Sel
• ½ cuillère à café de cacao
• ½ cuillère à café de yaourt
• ⅓ cuillère à café de café fort

Instructions:

Battez le beurre avec le sucre, et ajoutez l'œuf et la vanille.
Mélangez séparément la farine, le bicarbonate de soude et le sel, le cacao.
Ajoutez les ingrédients secs des parties avec les parties de yaourt et de café à la mixture d'œuf.
Préchauffez le four à 180°C. Remplissez les moules à muffins avec ⅔ de la mixture et faites cuire pendant 20 à 25 minutes ou jusqu'à ce qu'ils soient prêts.
Pour la glaçure, j'ai expérimenté et l'ai faite avec une crème pâtissière liquide, environ ¾ de tasse de thé et

121. Fantaisies de nougat à faible teneur en glucides

Temps de préparation: 10 minutes

Temps de cuisson: 40 minutes

Nombre de portions: 4-6

Ingrédients:

• 210 g de chocolat noir à 70% de solides de cacao minimum
• 125 ml d'huile de noix de coco, divisée
• 400 g de lait de coco solide uniquement
• 8 cuillères à soupe de beurre d'arachide ou d'autres beurres de noix de votre choix
• 1 cuillère à soupe de cacao en poudre
• 1 cuillère à café d'extrait de vanille

Instructions:

Faites fondre la moitié du chocolat dans un bain-marie ou au micro-ondes à faible puissance. Ajoutez un quart d'huile de noix de coco et mélangez bien. Versez dans un moule graissé recouvert de papier sulfurisé (environ 33 x 51 cm, si vous faites 40) et laissez refroidir au réfrigérateur ou au congélateur. Chauffez soigneusement la partie solide du lait de coco (en boîte) dans un autre récipient. Laissez mijoter pendant quelques minutes.
Ajoutez la moitié de l'huile de noix de coco, du beurre de noix, du cacao en poudre et de la vanille en remuant. Obtenez une mixture lisse. Si la pâte se

sépare, utilisez un mixeur à main et pressez plusieurs fois pour la rendre uniforme.

Retirez du feu et versez sur le chocolat. Placez le récipient au réfrigérateur ou au congélateur pour refroidir à nouveau pendant que le reste du chocolat fond, comme dans l'étape 1.

Ajoutez le reste de l'huile de noix de coco au chocolat et mélangez. Étalez-le en une couche sur le nougat froid. Remettez au réfrigérateur et laissez reposer pendant au moins une heure, de préférence plus longtemps.

Coupez en 30 à 40 petits morceaux. Placez dans un récipient hermétique au réfrigérateur ou au congélateur. Le nougat est le meilleur servi légèrement froid.

Nutrition:

• Calories: 288
• Lipides: 12 g
• Lipides saturés: 1 g
• Glucides: 41 g
• Fibres: 5 g
• Protéines: 6 g
• Sodium: 125 mg

122. Festin de framboises Meringue avec crème Diplomate

Temps de préparation: 10 minutes

Temps de cuisson: 60 minutes

Nombre de portions: 4

Ingrédients:

• 2 blancs d'œufs
• 120 g de sucre en poudre
• 1/4 cuillère à café d'extrait de vanille
• 30 g de sucre cristallisé émietté
• 225 g de framboises congelées
• 60 ml d'eau
• 2 cuillères à soupe de poudre de gelée de framboise sans sucre ajouté
• 680 g de Cool Whip
• 225 g de framboises fraîches

Instructions:

Pour faire la meringue, préchauffez le four à 175°C et couvrez une plaque de cuisson avec du papier sulfurisé.

Jusqu'à ce que vous obteniez de la mousse, battez les blancs d'œufs dans un bol ou un mixeur. Ajoutez doucement le sucre en battant jusqu'à ce que vous obteniez des pics fermes et brillants. Incorporez l'extrait de vanille et le sucre cristallisé émietté.

Les meringues doivent être placées sur une plaque de cuisson recouverte et placées dans un four préchauffé. Chauffez le four et attendez deux heures. Évitez d'ouvrir le four. Après avoir séché les meringues, coupez-les en petits morceaux.

Mettez les framboises congelées et l'eau dans une petite casserole pour faire la mousse. Faites chauffer jusqu'à ce que les framboises soient tendres et fondantes. Placez ces framboises dans un mélangeur. Mélangez la poudre de gelée. Quand les framboises sont complètement refroidies, ajoutez le Cool Whip. Pour former la framboise, placez-la en portions dans des verres à ballons ou dans un grand moule à gâteau en premier lieu avec de la mousse à la framboise, de la meringue et des framboises fraîches. Répétez les couches. Avant de servir, réfrigérez pendant quelques heures.

Nutrition:

• Calories: 99 kcal
• Lipides: 4 g
• Protéines: 1 g
• Sodium: 1 348 mg
• Fibres: 4 g
• Glucides: 16 g
• Sucre: 7 g

123. Mousse de gâteau au fromage aux framboises

Preparation Time: 10 minutes

Cooking Time: 40 minutes

Servings: 4 à 6

Blanche Rey

Ingredients:

- 1 tasse de garniture de limonade légère
- 1 boîte (230 g.) de fromage à la crème à température ambiante
- ¾ tasse de granulés de sucre Splenda sans calorie
- 1 c. à soupe de zeste de citron
- 1 c. à soupe d'extrait de vanille
- 1 tasse de framboises fraîches ou congelées

Instructions:

Battre le fromage à la crème jusqu'à ce qu'il soit scintillant; ajouter ½ tasse de granulés de Splenda et mélanger jusqu'à ce qu'ils soient fondus. Incorporer le zeste de citron et la vanille.

Réservez quelques framboises pour la décoration. Écrasez le reste des framboises avec une fourchette et mélangez-les avec ¼ tasse de granulés de Splenda jusqu'à ce qu'ils soient fondus.

Ajoutez doucement la garniture de fromage et de framboises, puis ajoutez rapidement les framboises écrasées.

Partagez cette mousse en 6 ramequins avec une cuillère et conservez au réfrigérateur jusqu'au moment de déguster. Parsemez la mousse des framboises réservées et de feuilles de menthe fraîches.

Nutrition:

- Calories: 734
- Glucides: 37 g
- Cholestérol: 115 mg
- Lipides totaux: 54 g
- Protéines: 25 g

124. Biscuits meringués aux amandes

Temps de préparation: 10 minutes

Temps de cuisson: 30 minutes

Nombre de portions: 2

Ingrédients:

- 2 blancs d'œufs ou 4 c. à soupe de blancs d'œufs pasteurisés
- 1 c. à soupe de crème de tartre
- ½ c. à thé d'extrait de vanille
- ½ c. à thé d'extrait d'amande
- ½ tasse de sucre blanc

Instructions:

Préchauffer le four à 150°C.

Mélanger les blancs d'œufs avec la crème de tartre jusqu'à ce que le volume ait doublé. Ajouter les autres ingrédients et fouetter jusqu'à ce que des pics se forment.

En utilisant 2 cuillères à soupe, déposer une cuillère de meringue sur du papier sulfurisé avec l'autre cuillère à l'aide d'une spatule.

Cuire à 150°C pendant environ 25 minutes ou jusqu'à ce que les meringues soient croquantes. Les ranger dans un récipient hermétique.

Nutrition:

- Calories: 198
- Matières grasses: 7,7 g
- Fibres: 3,5 g
- Glucides: 27,9 g
- Protéines: 4,7 g

125. Pommes au four aux épices Chai

Temps de préparation : 15 minutes

Temps de cuisson : 2 à 3 heures

Nombre de portions : 5 pommes

Ingrédients :

- 5 pommes
- 1/2 tasse d'eau
- 1/2 tasse de pacanes écrasées (facultatif)
- 1/4 tasse d'huile de noix de coco fondue
- 1 cuillère à café de cannelle moulue
- 1/2 cuillère à café de gingembre moulu
- 1/4 cuillère à café de cardamome moulue
- 1/4 cuillère à café de clous de girofle moulus

Instructions :

Évidez chaque pomme et retirez une fine bande du dessus de chaque pomme.

Ajoutez de l'eau au mijoteur.

Placez délicatement chaque pomme debout le long du fond.

Dans un petit bol, mélangez les pacanes (si vous utilisez), l'huile de noix de coco, la cannelle, le gingembre, la cardamome et les clous de girofle.

Versez le mélange sur le dessus des pommes.

Couvrez le mijoteur et réglez-le sur High.

Cuisez pendant 2 à 3 heures, jusqu'à ce que les pommes soient tendres, et servez.

Nutrition:

• Calories : 217
• Lipides : 12 g
• Protéines : 0 g
• Glucides : 30 g
• Fibres : 6 g
• Sucres : 20 g
• Sodium : 0 mg

126. Poires glacées à l'érable et aux noisettes

Temps de préparation : 10 minutes

Temps de cuisson : 20 minutes

Servings : 4

Ingrédients :

• 4 poires, pelées, évidées et coupées en quarts dans le sens de la longueur
• 1 tasse de jus de pomme
• ½ tasse de sirop d'érable pur
• 1 c. à soupe de gingembre frais râpé
• ¼ tasse de noisettes hachées

Instructions :

Mélangez les poires et le jus de pomme dans une grande casserole sur feu moyen-élevé. Portez à ébullition et réduisez la chaleur à moyen-doux. Couvrir et laisser mijoter pendant 15 à 20 minutes jusqu'à ce que les poires soient tendres. Pendant que les poires sont pochées, combinez le sirop d'érable et le gingembre dans une petite casserole sur feu moyen-élevé. Portez à ébullition, en remuant. Retirez la casserole du feu et laissez reposer.

A l'aide d'une écumoire, retirez les poires de la liquidité de la poche et badigeonnez-les de sirop d'érable. Servez garni de noisettes.

Nutrition :

• Calories : 286
• Graisses : 3 g
• Protéines : 2 g
• Glucides : 67 g
• Fibres : 7 g
• Sucre : 50 g
• Sodium : 9 mg

127. Barres d'avoine et de fruits sans gluten

Temps de préparation : 15 minutes

Temps de cuisson : 40-45 minutes

Portions : 16 barres

Ingrédients :

• Spray antiadhésif
• ½ tasse de sirop d'érable
• ½ tasse de beurre d'amande ou de tournesol
• 2 bananes mûres moyennes, écrasées
• 1/3 tasse de canneberges séchées
• 1 1/2 tasse de flocons d'avoine
• 1/2 tasse de noix de coco râpée
• 1/4 tasse de farine d'avoine
• 1/4 tasse de graines de lin moulues
• 1 cuillère d'extrait de vanille
• 1/2 cuillère de cannelle moulue
• 1/4 cuillère de clous de girofle moulus

Instructions :

Préchauffer le four à 205°C.

Recouvrir un moule carré de 8 pouces de papier sulfurisé ou d'aluminium, et le badigeonner de spray antiadhésif.

Mélanger le sirop d'érable, le beurre d'amande et les bananes dans un bol moyen. Bien mélanger.

Ajouter les canneberges, l'avoine, la noix de coco, la farine d'avoine, les graines de lin, la vanille, la cannelle et les clous de girofle. Bien mélanger.

Verser le mélange dans le moule préparé; le mélange sera épais et collant. Utiliser une spatule huilée pour étaler le mélange uniformément.

Mettre le moule dans le four préalablement chauffé et faire cuire durant 40 à 45 minutes, jusqu'à ce que la surface soit sèche et qu'un cure-dent piqué au centre en ressorte net. Laisser refroidir complètement avant de couper en barres.

Nutrition :

- Calories : 144
- Graisses : 7 g
- Protéines : 3 g
- Glucides : 19 g
- Fibres : 2 g
- Sucres : 8 g
- Sodium : 3 mg

128. Cupcakes à l'orange et aux amandes

Temps de préparation: 5 minutes

Temps de cuisson: 20 minutes

Nombre de portions: 9

Ingrédients:

Cupcakes:
- 1 extrait d'orange
- 2 cuillères à soupe d'huile d'olive
- 2 cuillères à soupe de ghee, à température ambiante
- 3 œufs, battus
- 50 gr. de yaourt grec
- 2 tasses de farine à gâteau
- Une pincée de sel
- 1 cuillère à soupe de zeste d'orange, râpé
- ½ tasse de sucre brun
- ½ tasse d'amandes, hachées

Crème à la cream cheese:
- 50 gr. de cream cheese
- 1 cuillère à soupe de crème fouettée
- ½ tasse de beurre, à température ambiante
- 1 ½ tasse de sucre glace, tamisé
- ⅓ cuillère de vanille
- Une pincée de sel

Instructions :

Mélangez l'extrait d'orange, l'huile d'olive, le ghee, les œufs et le yaourt grec jusqu'à ce qu'ils soient bien mélangés.

Mélangez soigneusement la farine à gâteau, le sel, le zeste d'orange et le sucre brun dans un bol de mélange séparé. Ajoutez le mélange œuf/yaourt à la préparation de farine. Incorporez les amandes hachées et mélangez à nouveau.

Placez des feuilles de papier sulfurisé pour le fond d'un moule à muffins. Versez la pâte dans le moule à muffins.

Placez 1 tasse d'eau et un trivet métallique dans le bol intérieur de votre Instant Pot. Abaissez le moule à muffins préparé sur le trivet.

Verrouillez le couvercle. Choisissez le mode "Manuel" et cuisez pendant 11 minutes à haute pression. Une fois la cuisson terminée, utilisez une libération rapide de la pression; retirez soigneusement le couvercle. Transférez sur des grilles.

Nutrition:

- Calories: 392 kcal
- Graisses: 18,7 g
- Glucides: 50,1 g
- Protéines: 5,9 g
- Sucres: 25,2 g
- Fibres: 0,7 g

129. Salade de fruits saine avec crème au yaourt

Temps de préparation: 10 minutes

Temps de cuisson: 0 minutes

Nombre de portions: 4

Ingrédients:

- 1½ tasse de raisins coupés en deux
- 2 prunes, coupées en petits dés
- 1 pêche, coupée en petits dés
- 1 tasse de melon d'eau, coupé en petits dés
- ½ tasse de myrtilles fraîches
- 1 tasse de yaourt grec non-gras, non sucré
- ½ cuillère de cannelle moulue
- 2 c. à soupe de miel

Instructions:

Mélangez les raisins, les prunes, la pêche, le melon d'eau et les myrtilles dans un grand bol. Remuez pour bien mélanger. Répartissez les fruits dans 4 verres à dessert.
Dans un petit bol, fouettez le yaourt, la cannelle et le miel. Versez sur les fruits.
Saupoudrez le yaourt avec du sucre et arrosez de miel. Servez les fruits avec la préparation de yaourt.

Nutrition:

- Calories: 74 kcal
- Lipides: 0,7 g
- Glucides: 16 g
- Protéines: 2 g

130. Salade de fruits d'été

Temps de préparation : 30 minutes

Temps de cuisson : 0 minutes

Portions : 6

Ingrédients :

- 450 g de fraises, équeutées et coupées en fines tranches
- 3 pêches moyennes, coupées en fines tranches
- 175 g de bleuets
- 1 cuillère à soupe de menthe fraîche, hachée
- 30 ml de jus de citron
- 15 ml de miel
- 10 ml de vinaigre balsamique

Instructions :

Dans un saladier, mélangez tous les ingrédients. Mélangez délicatement pour bien enrober tous les ingrédients.
Refroidissez pendant au moins 30 minutes avant de servir.

Nutrition :

- Calories : 146 kcal
- Glucides : 22,8 g
- Protéines : 8,1 g
- Graisses : 3,4 g

131. Barres de quinoa soufflées

Temps de préparation : 10 minutes

Temps de cuisson : 10 minutes

Quantité : 3

Ingrédients:

- 2 barres de chocolat semi-doux (120 gr.), hachées
- ½ cuillère à soupe de beurre de cacahuète
- ½ tasse de quinoa sec
- ¼ cuillère à thé de vanille

Instructions:

Faites dorer le quinoa sec dans une poêle jusqu'à ce qu'il soit doré, puis ajoutez le chocolat, la vanille et le beurre de cacahuète.
Étalez cette mixture sur une plaque à pâtisserie de manière uniforme et réfrigérez pendant environ 4 heures.

Cassez-le en petits morceaux et servez-le bien frais.

Nutrition:

- Calories : 278 kcal
- Lipides totaux : 11,8 g
- Lipides saturés : 6,6 g
- Cholestérol : 7 mg
- Glucides totaux : 36,2 g
- Fibres alimentaires : 3,1 g
- Sucre : 15,4 g
- Protéines : 6,9 g

132. Pandoro aux amandes et à l'orange

Temps de préparation: 10 minutes

Temps de cuisson: 0 minutes

Nombre de portions: 12

Ingrédients:

- 2 oranges moyennes, zestées
- 2½ tasse de mascarpone
- ½ tasse d'amandes, entières
- 2½ tasse de crème de noix de coco
- ½ pandoro, coupé en dés
- 2 c. à soupe de xérès

Instructions:

Battez la crème avec le mascarpone, le sucre glace, ¾ du zeste d'orange et la moitié d'une cuillère à soupe de xérès dans un bol.
Coupez le pandoro en tranches horizontales de taille égale.
Placez la tranche inférieure sur une assiette et ajoutez le reste de xérès.
Versez la mélange de mascarpone sur la tranche.
Ajoutez les amandes et placez une autre tranche de pandoro dessus.
Continuez à ajouter des couches de tranches de pandoro et de mélange de crème. Présentez pour servir.

Nutrition:

- Calories: 346 kcal
- Lipides totaux: 10,4 g
- Lipides saturés: 3 g
- Cholestérol: 10 mg
- Glucides totaux: 8,5 g
- Fibres alimentaires: 3 g
- Sucre: 2,4 g
- Protéines: 7,7 g

133. Muffins aux myrtilles

Temps de préparation: 5 minutes

Temps de cuisson: 20 minutes

Portions: 10

Ingrédients:

- 2 tasses de farine tout usage
- 2 tasses de farine de blé entier
- ⅔ tasse de sucre
- 6 cuillère de levure en poudre
- 1 cuillère de sel
- 2 tasses de myrtilles
- 2 oeufs de poules élevées en liberté
- ⅔ tasse d'huile d'olive
- 2 tasses de lait

Instructions:

Préchauffer le four à 200°C et tapisser un moule à muffins de caissettes en papier.
Prendre un grand bol et y ajouter les ingrédients secs. Bien mélanger pour bien les combiner.
Ajouter les myrtilles et mélanger.
Prendre un bol moyen et y ajouter les ingrédients humides. Bien mélanger, puis verser dans les ingrédients secs.
Verser la pâte à muffins dans les caissettes à muffins et les mettre au four.
Cuire pendant 18 minutes. Retirer du four et laisser refroidir légèrement avant de déguster.

Nutrition:

- Calories: 179 kcal
- Glucides nets: 24 g
- Graisses: 7 g
- Protéines: 4 g

- 3 ounces of berries, fresh if possible
- The zest of half a lemon
- ¼ cuillère vanilla extract
- 2 ounces of pecan nuts, chopped

134. Crème de Nice aux pépites de chocolat à la menthe

Temps de préparation: 5 minutes

Temps de cuisson: 0 minutes

Quantité: 1 à 2 portions

Ingrédients:

- 2 bananes mûres, congelées
- Pincée de sel
- ⅛ cuillère d'extrait de menthe poivrée pure
- Pincée de spiruline ou colorant alimentaire naturel (facultatif)
- ½ tasse de crème de noix de coco
- 2 à 3 c. à soupe de pépites de chocolat

Instructions:

Mettre tous les ingrédients dans un mélangeur et mixer jusqu'à l'obtention d'une consistance lisse. Servir et déguster.

Nutrition:

- Calories: 601 kcal
- Glucides nets: 130 g
- Lipides: 12 g
- Protéines: 8 g

135. Croustillant aux baies

Preparation Time: 10 minutes

Cooking Time: 0 minutes

Servings: 2

Ingredients:

- 2 cups heavy cream for whipping

Instructions:

Into a large bowl, whip the cream until stiff.
Add the vanilla and the lemon zest and whip for a few seconds longer.
Add the nuts and the berries and stir in gently.
Place plastic cling film over the top of the bowl.
Serve!

Nutrition:

- Calories: 260 kcal
- Carbs: 3 g
- Fat: 27 g
- Protein: 3 g

136. Marmelade de citron

Preparation Time: 10 minutes

Cooking Time: 15 minutes

Servings: 4

Ingredients:

- 1 kg de citrons, lavés, coupés en tranches et en quartiers
- 1 kg de sucre
- 500 ml d'eau

Instructions:

Mettez les quartiers de citron dans le Instant Pot. Ajoutez l'eau, couvrez et cuisez en mode Manuel pendant 10 minutes.
Relâchez la pression naturellement et découvrez le Instant Pot. Ajoutez le sucre, mélangez, réglez le Instant Pot en mode Manuel et cuisez pendant 6 minutes, en remuant tout le temps.
Répartissez dans des bocaux et servez selon vos besoins.

Nutrition:

• Calories: 100 kcal
• Lipides: 2 g
• Fibres: 2 g
• Glucides: 4 g
• Protéines: 8 g

137. Confiture de pêches

Préparation: 10 minutes

Cuisson: 5 minutes

Pour: 6 personnes

Ingrédients:

• 4,5 tasses de pêches, pelées et coupées en cubes
• 6 tasses de sucre
• ¼ tasse de gingembre, cristallisé et haché
• 1 boîte de pectine de fruits

Instructions:

Mettez le Instant Pot en mode Manuel. Ajoutez les pêches, le gingembre et la pectine. Remuez et portez à ébullition.
Ajoutez le sucre. Remuez, couvrez et cuisez en mode Manuel pendant 5 minutes.
Relâchez la pression et découvrez le Instant Pot.
Divisez la confiture en pots et servez.

Nutrition:

• Calories: 50 kcal
• Graisses: 0 g
• Fibres: 1 g
• Glucides: 3 g
• Protéines: 0 g
• Sucre: 12 g

138. Compote à la grecque avec du yaourt

Temps de préparation: 5 minutes

Temps de cuisson: 15 minutes

Nombre de portions: 4

Ingrédients:

• 1 tasse de yaourt grec
• 1 tasse de poires
• 4 cuillères à soupe de miel
• 1 tasse de pommes
• 1 gousse de vanille
• 1 bâton de cannelle
• ½ tasse de sucre en poudre
• 1 tasse de rhubarbe
• 1 cuillère à thé de gingembre moulu
• 1 tasse de prunes

Instructions:

Placez les fruits, le gingembre, la vanille, la cannelle et le sucre en poudre dans la cuve intérieure du Instant Pot et fermez le couvercle. Choisissez le mode Manuel et cuisez pendant 2 minutes à haute pression. Une fois la cuisson terminée, utilisez une libération de pression naturelle pendant 10 minutes, puis retirez le couvercle avec précaution. Pendant ce temps, fouettez le yaourt avec le miel.
Servez votre compote dans des bols individuels avec une cuillère de yaourt grec miel.

Nutrition:

• Calories: 304 kcal
• Matières grasses: 0,3 g
• Glucides: 75,4 g
• Protéines: 5,1 g
• Sucre: 69,2 g

139. Gâteaux à la lave au caramel

Temps de préparation: 5 minutes

Temps de cuisson: 15 minutes

Portion: 6

Ingrédients:

• 7 cuillères à soupe de farine tout usage
• Une pincée de sel grossier

- 175 g de copeaux de butterscotch
- 185 g de sucre en poudre
- 1/2 cuillère à café d'extrait de vanille
- 3 oeufs battus
- 125 g de beurre

Instructions:

Ajoutez 750 ml d'eau et un rack métallique à la mijoteuse.

Tapissez un moule à muffins standard avec des papiers muffins.

Dans un bol micro-ondes, faites fondre le beurre et les copeaux de butterscotch pendant environ 40 secondes.

Incorporez le sucre en poudre.

Ajoutez les ingrédients restants.

Versez la pâte dans le moule à muffins préparé.

Fermez le couvercle. Choisissez le mode Manuel et cuisez à haute pression pendant 10 minutes. Une fois la cuisson terminée, utilisez une libération rapide; enlevez soigneusement le couvercle.

Laissez-le refroidir pendant 5 à 6 minutes.

Faire le tour des côtés de chaque gâteau avec un petit couteau et servir.

Bon appétit!

Nutrition:

- Calories: 393 kcal
- Lipides: 21,1 g
- Glucides: 45,6 g
- Protéines: 5,6 g
- Sucres: 35,4 g

140. Pudding au pain à la vanille et aux abricots

Temps de préparation: 5 minutes

Temps de cuisson: 15 minutes

Nombre de portions: 6

Ingrédients:

- 2 cuillères à soupe d'huile de noix de coco
- 1⅓ tasse de crème entière
- 4 oeufs, battus
- ½ tasse de abricots secs, trempés et coupés en dés
- 1 cuillère à café de cannelle moulue
- ½ cuillère à café d'anis étoilé, moulu
- une pincée de noix muscade râpée
- une pincée de sel
- ½ tasse de sucre en grains
- 2 cuillères à soupe de mélasse
- 2 tasses de lait
- 4 tasses de pain italien, coupé en cubes
- 1 cuillère à café de pâte de vanille

Instructions:

Ajoutez 1 ½ tasse d'eau et une grille métallique à l'Instant Pot.

Beurrez un moule à gâteau avec un spray antiadhésif. Jetez les cubes de pain dans le moule préparé.

Dans un bol de mélange, mélangez soigneusement les ingrédients restants. Versez le mélange sur les cubes de pain.

Couvrir avec une feuille d'aluminium, en faisant une sangle d'aluminium.

Verrouillez le couvercle. Choisissez le mode "Porridge" et haute pression; cuire pendant 15 minutes.

Une fois la cuisson terminée, utilisez une libération de pression rapide; retirez soigneusement le couvercle.

Profitez!

Nutrition:

- Calories: 410 kcal
- Graisses: 24,3 g
- Glucides: 37,4 g
- Protéines: 11,5 g
- Sucre: 25,6 g

CHAPITRE 6. RECETTES DE PAIN

141. Pain paléo moelleux

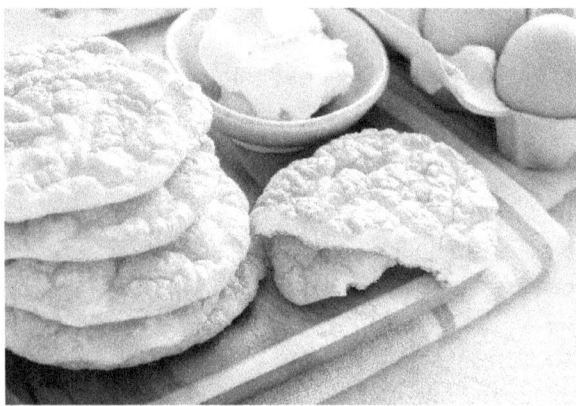

Préparation : 10 minutes

Cuisson : 40 minutes

Quantité : 15 portions

Ingrédients :

- 1¼ tasse de farine d'amande
- 5 œufs
- 1 cuillère à thé de jus de citron
- ⅓ tasse d'huile d'avocat
- 1 pincée de poivre noir
- ½ cuillère à thé de sel de mer
- 3 à 4 cuillères à soupe de farine de tapioca
- 1 à 2 cuillères à thé de graine de pavot
- ¼ tasse de graines de lin moulues
- ½ cuillère à thé de bicarbonate de soude
- Garniture :
- Graines de pavot
- Graines de citrouille

Instructions:

Préchauffer le four à 175°C.
Placer du papier sulfurisé sur une plaque à pâtisserie et la réserver.
Dans un bol, ajouter les œufs, l'huile d'avocat et le jus de citron et fouetter jusqu'à ce que le mélange soit homogène.
Dans un autre bol, ajouter la farine de tapioca, la farine d'amande, le bicarbonate de soude, les graines de lin, le poivre noir et les graines de pavot. Bien mélanger.
Ajouter le mélange de jus de citron à la mixture de farine et bien mélanger.
Verser la pâte dans le moule à pain préparé et parsemer de graines de citrouille et de graines de pavot supplémentaires.
Couvrir le moule à pain et le transférer dans le four préchauffé.
Cuire pendant 20 minutes. Retirer le couvercle et continuer à cuire jusqu'à ce qu'un couteau inséré ressorte propre, environ 15 à 20 minutes.
Retirer du four et laisser refroidir.
Trancher et servir.

Nutrition :

- Calories : 149
- Lipides : 12,9 g
- Glucides : 4,4 g
- Protéines : 5 g

142. Pain aux amandes

Temps de préparation : 10 minutes

Temps de cuisson : 30 minutes

Quantité : 20 portions

Ingrédients :

- 225 g de farine d'amande
- 6,75 g de levure chimique
- 60 g de beurre fondu
- 0,6 g de crème de tartre
- 6 blancs d'œufs et 6 jaunes d'œufs, séparés
- Une pincée de sel

Instructions :

Préchauffer le four à 190°C.
Beurrer un moule à cake (20 x 10 cm).
Dans un bol, fouetter la crème de tartre et les blancs d'œufs jusqu'à ce qu'ils forment des pics mous.
Mettre de côté.

Mélanger la farine d'amande, le sel, la levure chimique, les jaunes d'œufs et le beurre dans un robot culinaire.

Ajouter environ 60 g de blancs d'œufs au mélange et mixer jusqu'à ce qu'il soit bien combiné.

Ajouter le reste des blancs d'œufs et mélanger jusqu'à ce qu'ils soient bien combinés.

Verser la préparation dans le moule à cake préparé et enfourner pendant 30 minutes.

Laisser refroidir, découper et servir.

Nutrition :

- Calories : 271
- Graisses : 22 g
- Glucides : 6 g
- Protéines : 5 g

143. Pain plat iranien

Temps de préparation: 3 heures 15 minutes

Temps de cuisson: 6 minutes

Nombre de portions: 6

Ingrédients:

- 4 tasses de farine d'amande
- 2½ tasses d'eau tiède
- 1 c. à soupe de levure instantanée
- 12 c. à thé de graines de sésame
- Sel au goût

Instructions:

Dans un bol, ajoutez 1 cuillère à soupe de levure à ½ tasse d'eau tiède. Laissez reposer 5 minutes pour activer. Ajoutez du sel et 1 tasse d'eau. Laissez reposer 10 minutes de plus.

Ajoutez la farine, 1 tasse à la fois, puis ajoutez le reste de l'eau.

Pétrissez la pâte, formez-la en boule et laissez-la reposer pendant 3 heures couvert.

Préchauffez le four à 240°C.

Avec un rouleau à pâtisserie, étalez la pâte et divisez-la en 6 boules. Roulez chaque boule en rondins d'1 cm d'épaisseur.

Couvrez une plaque de cuisson avec du papier sulfurisé et placez les rondins roulés dessus. Faites un petit trou au milieu avec un doigt et ajoutez 2 cuillères à thé de graines de sésame à chaque trou. Enfournez pendant 3 à 4 minutes, puis retournez et enfournez pendant 2 minutes de plus.

Nutrition:

- Calories: 26
- Graisses: 1 g
- Glucides: 3,5 g
- Protéines: 1 g

144. Pain de courgettes au double chocolat

Temps de préparation: 10 minutes

Temps de cuisson: 55 minutes

Nombre de portions: 12

Ingrédients:

- ½ tasse de farine de noix de coco
- ½ tasse de pépites de chocolat (sans sucre)
- 2 tasses de courgettes (râpées)
- 1 c. à thé de vanille
- 4 gros œufs
- ¼ tasse d'huile de noix de coco, fondue
- ¼ c. à thé de sel
- 1 c. à thé de levure chimique
- 1 c. à thé de bicarbonate de soude
- ½ c. à thé de cannelle moulue
- ½ tasse de sucrant à faible teneur en glucides
- ½ tasse de poudre de cacao (non sucrée)

Instructions:

Dans un bol, combinez la farine de noix de coco, le sel, la levure chimique, la cannelle, le sucrant, le bicarbonate de soude et le cacao.

Mélangez la vanille, l'huile de noix de coco et les œufs.

Mélangez bien. Incorporez les pépites de chocolat et les courgettes.

Couvrez un moule à pain (9 x 5) avec du papier sulfurisé et versez la préparation dedans.

Enfournez à 180°C pendant 45 à 55 minutes.

Retirez du four et laissez refroidir.

Servez et dégustez!

Nutrition:

• Calories: 124
• Graisses: 10 g
• Glucides: 7 g
• Protéines: 4 g

145. Pain De Soul

Temps de préparation: 10 minutes

Temps de cuisson: 45 minutes

Nombre de portions: 16

Ingrédients:

• ¼ c. à thé de crème de tartre
• 2½ c. à thé de levure chimique
• 1 c. à thé de gomme de xanthane
• ⅓ c. à thé de bicarbonate de soude
• ½ c. à thé de sel
• 1 ⅔ tasse de protéine de lactosérum sans saveur
• ¼ tasse d'huile d'olive
• ¼ tasse de crème épaisse ou de crème à moitié et à moitié
• 2 gouttes de stévia Sweet Leaf
• 4 œufs
• ¼ tasse de beurre
• 340 g de fromage à la crème ramolli

Instructions:

Préchauffez le four à 160°C.

Dans un bol, faites réchauffer au micro-ondes le fromage à la crème et le beurre pendant 1 minute.

Retirez et mélangez bien avec un mélangeur à main. Ajoutez l'huile d'olive, les œufs, la crème épaisse et quelques gouttes d'édulcorant et mélangez bien.

Mélangez les ingrédients secs dans un autre bol propre.

Combinez les ingrédients secs avec les ingrédients humides et mélangez avec une cuillère. N'utilisez pas un mélangeur à main pour éviter de les fouetter trop.

Graissez un moule à pain et versez la préparation dans le moule.

Enfournez jusqu'à ce qu'elle soit dorée, environ 45 minutes.

Laissez refroidir et servez.

Nutrition:

• Calories: 200
• Graisses: 15,2 g
• Glucides: 1,8 g
• Protéines: 10 g

146. Pain au sésame

Temps de préparation: 5 minutes

Temps de cuisson: 30 minutes

Nombre de portions: 8

Ingrédients:

• 1 tasse de farine d'amande
• 200 g de fromage à la crème
• 4 œufs
• 4 c. à soupe d'huile de sésame
• 1 c. à thé de sel
• 2 c. à soupe de poudre de coque de psyllium moulue
• 1 c. à soupe de graines de sésame
• 1 c. à thé de levure chimique
• Sel de mer

Instructions:

Préchauffez le four à 200°C.

Battez les œufs jusqu'à ce qu'une consistance mousseuse soit atteinte.

Ajoutez le fromage à la crème et l'huile de sésame aux œufs battus et mélangez bien.

Ajoutez tous les autres ingrédients dans le mélange, à l'exclusion des graines de sésame, et remuez jusqu'à ce qu'ils soient bien mélangés.

Versez la pâte dans une plaque à pâtisserie recouverte de papier sulfurisé.

Laissez reposer pendant 5 minutes et recouvrez le dessus de la pâte d'huile de sésame.

Saupoudrez la pâte de sel et de graines de sésame.

Enfournez pendant 30 minutes, ou jusqu'à ce que le dessus soit doré et bien cuit.

Laissez refroidir, coupez et servez.

Nutrition:

• Calories: 282
• Graisses: 26 g
• Glucides: 2 g
• Protéines: 7 g

147. Pain de chou-fleur

Temps de préparation: 1 heure 10 minutes

Temps de cuisson: 45 minutes

Nombre de portions: 10

Ingrédients:

Pour la pâte à pain:
• 1¼ tasse de farine d'amande
• 3 tasses de chou-fleur râpé
• 1 c. à soupe de levure chimique
• 6 c. à soupe d'huile d'olive
• 6 gros œufs, séparés
• 1 c. à thé de sel
Arômes facultatifs:
• Herbes séchées ou fraîches
• Fromage râpé parmesan ou cheddar
• Poudre d'ail ou ail haché
Instructions:

Préchauffez le four à 175°C. Tapissez un moule à pain de papier sulfurisé.

Faites cuire le chou-fleur à la vapeur jusqu'à ce qu'il soit tendre dans une petite casserole. Retirez-le.

Pendant quatre minutes, battez les blancs d'œufs dans un robot culinaire. Retirez-le.

Dans un bol, mélangez les jaunes d'œufs et la farine d'amande. Ensuite, ajoutez l'huile, le sel et la levure chimique et mélangez jusqu'à obtenir une consistance lisse.

L'excès de liquide du chou-fleur refroidi doit être retiré avec une serviette en papier.

Ajouter le chou-fleur séché. Bien mélanger. Add Flavors.

Par petites quantités, pliez la mélange de blancs d'œufs dans le mélange jusqu'à ce qu'il soit mousseux. Ne sur-battez pas.

Transférez la pâte au moule à pain.

Cuire pendant 45 minutes. Essayez-le avec un couteau.

Laissez refroidir, coupez et servez.

Nutrition:

• Calories: 155
• Graisses: 13 g
• Glucides: 4 g
• Protéines: 3 g

148. Pain nuage fromage

Temps de préparation: 5 minutes

Temps de cuisson: 30 minutes

Nombre de portions: 12

Ingrédients:

Pour la crème de fromage à la garniture:
• 1 jaune d'œuf
• ½ c. à thé de gouttes de stévia vanille pour la garniture
• 225 g de fromage à la crème ramolli
Pâte à base d'œufs:
• ½ c. à thé de crème de tartre
• 1 c. à soupe de farine de noix de coco
• ¼ tasse de protéine de lactosérum sans saveur
• 85 g de fromage à la crème ramolli

- ¼ c. à thé de gouttes de stévia vanille pour la pâte
- 4 œufs, séparés

Instructions:

Préchauffez le four à 160°C.

Tapissez 2 plaques à pâtisserie de papier sulfurisé.

Dans un bol, mélangez les 225 g de fromage à la crème, la stévia et le jaune d'œuf.

Transférez dans le sac à pâtisserie.

Dans un autre bol, séparez les jaunes d'œufs des blancs.

Ajoutez les 85 g de fromage à la crème, les jaunes d'œufs, la stévia, la protéine de lactosérum et la farine de noix de coco. Mélangez jusqu'à obtenir une consistance lisse.

Montez la crème de tartre avec les blancs d'œufs jusqu'à ce qu'ils forment des pics fermes.

Incorporez délicatement la mélange de jaunes d'œufs/fromage à la crème dans les blancs d'œufs battus.

Versez la pâte sur chaque plaque à pâtisserie, 6 monticules sur chaque. Appuyez légèrement sur chaque monticule pour l'aplatir un peu.

Ajoutez la garniture de fromage à la crème au centre de chaque pâte.

Cuisez pendant 30 minutes à 160°C.

Nutrition:

- Calories: 120
- Graisses: 10,7 g
- Glucides: 1,1 g
- Protéines: 5,4 g

149. Pain aux amandes à la cannelle

Temps de préparation: 15 minutes

Temps de cuisson: 40 minutes

Nombre de portions: 8

Ingrédients:

- 1 1/4 tasse de farine d'amandes
- 2 cuillères à soupe de noix hachées

- 2 cuillères à soupe d'huile de noix de coco fondue
- 2 œufs
- 1/4 tasse d'eau chaude
- 1/4 tasse d'erythritol
- 1 1/2 cuillère à soupe de cannelle + 1 cuillère à thé
- 1/4 cuillère à thé de sel
- 1/2 cuillère à thé de levure chimique
- 2 cuillères à soupe de psyllium en coque

Instructions:

Préchauffez le four à 190°C.

Mélangez l'erythritol, 1 1/2 cuillère à soupe de cannelle, le sel, la levure chimique, le psyllium en coque et la farine d'amandes dans un bol.

Ajoutez l'eau chaude et mélangez bien.

Ajoutez l'huile de noix de coco et les œufs et mélangez.

Graissez un moule à pain de 20 cm de diamètre et versez la moitié de la pâte.

Saupoudrez 1 cuillère à thé de cannelle par-dessus.

Versez le reste de la pâte dans le moule.

Faites un tourbillon avec un couteau.

Saupoudrez de noix hachées.

Cuisez au four pendant 40 minutes.

Servez.

Nutrition:

- Calories: 83
- Graisses: 7 g
- Glucides: 3.5 g
- Protéines: 2.5 g

150. Pain au citron vert et aux myrtilles

Temps de préparation : 15 minutes

Temps de cuisson : 35 minutes

Nombre de portions : 8

Ingrédients :

- 1,5 tasse de farine d'amande blanchie
- 1 cuillère à soupe de poudre de protéine d'œuf blanc

- ¼ cuillère à café de bicarbonate de soude
- ½ cuillère à café de crème de tartre
- 3 œufs de grande taille
- ⅛ cuillère à café de sel de mer
- ½ cuillère à café de stévia à la vanille
- 1 cuillère à soupe de zeste de citron vert
- 1 tasse de myrtilles congelées

Instructions:

Préchauffer le four à 175°C et beurrer un moule à pain.

Ajouter la farine d'amande, la poudre de protéine d'œuf blanc, la crème de tartre, le bicarbonate de soude et le sel dans un robot culinaire.

Pulsions pour mélanger.

Ajouter la stévia, les œufs et le zeste de citron vert dans le robot culinaire et pulsez jusqu'à obtenir une pâte très lisse.

Ajouter les myrtilles à la pâte et mélanger.

Verser la pâte dans le moule à pain préparé et mettre au four préchauffé.

Cuire pendant 45 à 55 minutes et laisser refroidir pendant 2 heures.

Couper et servir.

Nutrition :

- Calories : 115
- Graisses : 9 g
- Glucides : 4 g
- Protéines : 6 g

151. Pain aux graines de chia

Temps de préparation: 10 minutes

Temps de cuisson: 40 minutes

Servings: 8 portions

Ingrédients:

- 1/4 cuillère de gomme xanthane
- 125g de beurre
- 1 cuillère à soupe d'huile de coco
- 1 cuillère à soupe de levure chimique

- 1,5 cuillères à soupe de graines de sésame
- 1 cuillère à soupe de graines de chia
- 1/4 cuillère de sel
- 2 cuillères à soupe de graines de tournesol
- 1 tasse d'amandes en poudre
- 3 œufs

Instructions:

Préchauffer le four à 175°C.

Battre les œufs dans un bol pendant 1 à 2 minutes.

Ajouter la gomme xanthane et mélanger avec l'huile de coco et le beurre fondu.

Réserver les graines de sésame et ajouter le reste des ingrédients.

Recouvrir un moule à pain avec du papier sulfurisé et verser la préparation dans le moule. Saupoudrer de graines de sésame.

Cuire au four jusqu'à ce qu'un couteau inséré ressorte propre, environ 35 à 40 minutes.

Nutrition:

- Calories: 405
- Graisses: 37 g
- Glucides: 4 g
- Protéines: 14 g

152. Splendide pain à faible teneur en glucides

Temps de préparation : 15 minutes

Temps de cuisson : 60 à 70 minutes

Nombre de portions : 8

Ingrédients :

- ½ c. à thé d'herbes telles que basilic, romarin ou origan
- ½ c. à thé de poudre d'ail ou d'oignon
- 1 c. à soupe de poudre à pâte
- 5 c. à soupe de poudre de coques de psyllium
- ½ tasse de farine d'amande
- ½ tasse de farine de noix de coco
- ¼ c. à thé de sel

- 1 ½ tasse de blancs d'œufs
- 3 c. à soupe d'huile ou de beurre fondu
- 2 c. à soupe de vinaigre de cidre de pomme
- ⅓ à ¾ tasse d'eau chaude

Instructions :

Beurrer un moule à pain et préchauffer le four à 175 °C.

Fouetter le sel, la poudre de coques de psyllium, la poudre d'ail ou d'oignon, la farine de noix de coco, la farine d'amande et la poudre à pâte dans un bol.

Incorporer les blancs d'œufs, l'huile et le vinaigre de cidre de pomme. Ajouter peu à peu l'eau chaude en mélangeant jusqu'à ce que la pâte augmente de volume. Ne pas ajouter trop d'eau.

Former la pâte en un rectangle et la transférer dans un moule à pain beurré.

Cuire au four pendant 60 à 70 minutes ou jusqu'à ce que la croûte soit ferme et brune sur le dessus.

Laisser refroidir et servir.

Nutrition :

- Calories : 97
- Matières grasses : 5,7 g
- Glucides : 7,5 g
- Protéines : 4,1 g

153. Pain aux amandes à la farine de noix de coco

Temps de préparation: 10 minutes

Temps de cuisson: 30 minutes

Nombre de portions: 4

Ingrédients:

- 1 cuillère à soupe de beurre fondu
- 1 cuillère à soupe d'huile de noix de coco fondue
- 6 oeufs
- 1 cuillère à café de bicarbonate de soude
- 2 cuillères à soupe de graines de lin moulues
- 1½ cuillère à soupe de poudre de psyllium
- 5 cuillères à soupe de farine de noix de coco

- 1½ tasse de farine d'amande

Instructions:

Préchauffez le four à 200°C. Mélangez les oeufs dans un bol pendant quelques minutes.

Ajoutez le beurre et l'huile de noix de coco et mélangez une fois de plus pendant 1 minute.

Ajoutez la farine d'amande, la farine de noix de coco, le bicarbonate de soude, la poudre de psyllium et les graines de lin moulues à la mixture. Laissez reposer pendant 15 minutes.

Graissez légèrement le moule à pain avec de l'huile de noix de coco. Versez la mixture dans le moule.

Placez-le au four et faites cuire jusqu'à ce qu'un cure-dent inséré en ressorte sec, environ 25 minutes.

Nutrition:

- Calories: 475
- Lipides: 38 g
- Glucides: 7 g
- Protéines: 19 g

154. Pain rapide à faible teneur en glucides

Temps de préparation: 45 minutes

Temps de cuisson: 40 à 45 minutes

Nombre de portions: 8

Ingrédients:

- ⅔ tasse de farine de noix de coco
- ½ tasse de beurre, fondu
- 3 cuillères à soupe d'huile de coco, fondue
- 1⅓ tasse de farine d'amande
- ½ cuillère de gomme xanthane
- 1 cuillère de levure chimique
- 6 gros œufs
- ½ cuillère de sel

Instructions:

Préchauffer le four à 180°C. Couvrir le moule à pain avec du papier sulfurisé.
Battre les œufs jusqu'à ce qu'ils soient crémeux.
Ajouter la farine de noix de coco et la farine d'amande, en les mélangeant pendant 1 minute.
Ensuite, mélanger la gomme xanthane, l'huile de coco, la levure chimique, le beurre et le sel jusqu'à ce que la pâte devienne épaisse.
Mettre la pâte complétée dans le moule à pain préparé.
Placer au four et cuire pendant 40 à 45 minutes.
Vérifier avec un couteau. Trancher et servir.

Nutrition:

- Calories: 174
- Graisses: 15 g
- Glucides: 5 g
- Protéines: 5 g

155. Pain à l'ail et au fromage

Préparation : 10 minutes

Cuisson : 15 minutes

Pour : 10 portions

Ingrédients :

- 170 g de fromage mozzarella, râpé
- 85 g de poudre d'amande
- 1 cuillère à soupe d'ail écrasé
- 2 cuillères à soupe de fromage à la crème entière
- 1 cuillère à soupe de levure chimique
- 1 cuillère à soupe de persil séché
- 1 œuf de taille moyenne
- 1 pincée de sel

Instructions :

Ajoutez tous les ingrédients dans un bol, à l'exception de l'œuf. Mélangez la mixture jusqu'à ce qu'elle soit homogène.
Placez le bol au micro-ondes et faites cuire pendant 1 minute à pleine puissance.

Mélangez la mixture et faites cuire pendant 30 secondes de plus.
Ajoutez l'œuf à la pâte et mélangez délicatement jusqu'à ce qu'il soit incorporé.
Ajoutez la mixture sur une plaque de cuisson préparée et formez-la en forme de pain.
Saupoudrez le reste de fromage sur le pain.
Faites cuire le pain pendant 15 minutes à 220°C jusqu'à ce qu'il soit doré.

Nutrition :

- Calories : 117,4
- Graisses : 9,8 g
- Glucides : 2,4 g
- Protéines : 6,2 g

156. Pain au citron à la farine d'amande

Temps de préparation: 15 minutes

Temps de cuisson: 45 minutes

Nombre de portions: 16

Ingrédients:

- 1 c. à thé d'herbes françaises
- 1 c. à thé de jus de citron
- 1 c. à thé de sel
- 1 c. à thé de crème de tartre
- 2 c. à thé de levure chimique
- ¼ tasse de beurre fondu
- 5 gros œufs, divisés
- ¼ tasse de farine de noix de coco
- 1½ tasse de farine d'amande

Instructions :

Préchauffer le four à 175°C.
Monter les blancs d'œufs et la crème de tartre en neige.
Combiner le sel, les jaunes d'œufs, le beurre fondu et le jus de citron dans un bol. Bien mélanger.
Ajouter la farine de noix de coco, la farine d'amande, les herbes et la levure chimique. Bien mélanger.

Ajouter ⅓ de la mélange de blancs d'œufs à la pâte et mélanger jusqu'à ce que tout soit bien combiné. Ajouter le reste de la mélange de blancs d'œufs et mélanger lentement pour incorporer tout. Ne pas trop mélanger.

Beurrer un moule à pain avec du beurre ou de l'huile de noix de coco.

Verser la mixture dans le moule à pain et faire cuire pendant 30 minutes.

Servir et déguster!

Nutrition :

- Calories: 115
- Graisses: 9,9 g
- Glucides: 3,3 g
- Protéines: 5,2 g

157. Pain aux graines et aux noix

Temps de préparation: 10 minutes

Temps de cuisson: 40 minutes

Nombre de portions: 8

Ingrédients:

- 1 œuf
- 2 c. à soupe d'huile d'avocat
- 1/3 c. à thé de poudre de psyllium
- 1/3 c. à thé de vinaigre de cidre de pomme
- 1/4 c. à thé de sel
- 1,5 gouttes de stévia liquide
- 1/2 tasse d'amandes crues non salées
- 1/4 tasse de pépites de citrouille crues non salées
- 1/4 tasse de graines de tournesol crues non salées
- 1/4 tasse de graines de lin

Instructions :

Préchauffer le four à 160°C. Tapisser un moule à pain avec du papier sulfurisé.

Battre ensemble l'huile, l'œuf, la poudre de psyllium, le vinaigre, le sel et la stévia liquide dans un grand bol. Incorporer les pépites de citrouille, les amandes, les graines de tournesol et les graines de lin.

Verser la pâte dans le moule à pain préparé, l'étaler et la laisser reposer pendant 2 minutes.

Faire cuire pendant 40 minutes. Laisser refroidir, couper en tranches et servir.

Nutrition:

- Calories: 131
- Graisses: 12 g
- Glucides: 4 g
- Protéines: 5 g

158. Pain aux myrtilles

Temps de préparation: 20 minutes

Temps de cuisson: 65 minutes

Nombre de portions: 12

Ingrédients:

Pour la pâte à pain:
- 10 c. à soupe de farine de noix de coco
- 9 c. à soupe de beurre fondu
- ⅔ tasse de sucre Swerve granulé
- 1½ c. à thé de levure chimique
- 2 c. à soupe de crème épaisse
- 1½ c. à thé d'extrait de vanille
- ½ c. à thé de cannelle
- 2 c. à soupe de crème sure
- 6 gros œufs
- ½ c. à thé de sel
- ¾ tasse de myrtilles
Pour le glaçage:
- 1 c. à soupe de crème épaisse
- 2 c. à soupe de sucre Swerve confectionnier
- 1 c. à thé de beurre fondu
- ⅛ c. à thé d'extrait de vanille
- ¼ c. à thé de zeste de citron

Instructions :

Préchauffer le four à 175°C et tapisser un moule à pain de papier sulfurisé.

Mélanger le sucre Swerve granulé, la crème épaisse, les œufs et la levure chimique dans un bol.

Une fois combiné, ajouter le beurre, l'extrait de vanille, le sel, la cannelle et la crème sure. Puis ajouter la farine de noix de coco à la pâte.

Verser une couche d'environ 1,5 cm de pâte dans le moule à pain. Placer ¼ tasse de myrtilles sur la pâte. Continuer à répéter jusqu'à ce que les couches de pâte et de myrtilles soient complètes.

Faire cuire pendant 65 à 75 minutes.

Pendant ce temps, dans un bol, battre l'extrait de vanille, le beurre, la crème épaisse, le zeste de citron et le sucre Swerve confectionnier. Mélanger jusqu'à ce que la crème soit onctueuse.

Laisser refroidir le pain une fois cuit. Puis badigeonner le glaçage sur le pain.

Couper en tranches et servir.

Nutrition:

- Calories: 155
- Graisses: 13 g
- Glucides: 4 g
- Protéines: 3 g

159. Pain à l'ail aux herbes

Temps de préparation: 10 minutes

Temps de cuisson: 45 minutes

Nombre de portions: 10

Ingrédients:

- ½ tasse de farine de noix de coco
- 8 c. à soupe de beurre fondu et refroidi
- 1 c. à thé de levure chimique
- 6 gros œufs
- 1 c. à thé de poudre d'ail
- 2 c. à thé de romarin séché
- ¼ c. à thé de sel
- ½ c. à thé de poudre d'oignon

Instructions :

Ajouter la farine de noix de coco, la levure chimique, l'oignon, l'ail, le romarin et le sel dans un bol. Mélanger et bien mélanger. Ajouter les œufs dans un

autre bol et battre jusqu'à ce qu'ils soient mousseux sur le dessus. Ajouter le beurre fondu dans le bol avec les œufs et battre jusqu'à ce que le mélange soit homogène.

Ajouter graduellement le mélange de farine de noix de coco au mélange d'œufs.

Mélanger avec un mixeur à main. Préchauffer le four à 175°C et préparer un moule à pain graissé.

Verser la pâte dans le moule à pain préparé et niveler le dessus avec une spatule.

Transférer le moule à pain au four préchauffé et faire cuire pendant 40 à 50 minutes. Laisser refroidir et couper en tranches.

Nutrition:

- Calories: 147
- Graisses: 12,5 g
- Glucides: 3,5 g
- Protéines: 4,6 g

160. Pain épicé

Temps de préparation: 10 minutes

Temps de cuisson: 40 minutes

Nombre de portions: 6

Ingrédients:

- ½ tasse de farine de noix de coco
- 6 œufs
- 3 gros jalapeños, coupés en tranches
- 120 g de bacon de dinde, coupé en tranches
- ½ tasse de ghee
- ¼ c. à thé de bicarbonate de soude
- ¼ c. à thé de sel
- ¼ tasse d'eau

Instructions :

Préchauffer le four à 200°C.

Couper le bacon et les jalapeños sur une plaque de cuisson et faire rôtir pendant 10 minutes.

Retourner et faire cuire pendant 5 minutes de plus.

Blanche Rey

Enlever les graines des jalapeños. Placer les tranches de jalapeños et de bacon dans un mixeur et mélanger jusqu'à obtenir une texture lisse.
Dans un bol, mélanger le ghee, les œufs et ¼ tasse d'eau.
Ajouter ensuite la farine de noix de coco, le bicarbonate de soude et le sel. Bien mélanger.

Nutrition:

• Calories: 240
• Graisses: 20 g
• Glucides: 5 g
• Protéines: 9 g

CHAPITRE 7. RECETTES D'ACCOMPAGNEMENT

161. Couscous à la marocaine

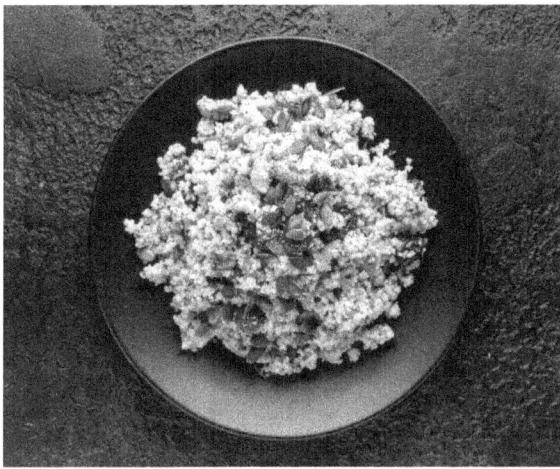

Temps de préparation: 10 minutes

Temps de cuisson: 10 minutes

Nombre de portions: 4

Ingrédients:

- 1 tasse de couscous jaune
- ½ c. à thé de cardamome moulue
- 1 tasse de bouillon de poulet
- 1 c. à soupe de beurre
- 1 c. à thé de sel
- ½ c. à thé de poivre rouge

Instructions :

Faire fondre le beurre dans une poêle. Incorporer le couscous et le faire dorer pendant 1 minute sur feu vif. Ajouter alors la cardamome moulue, le sel et le poivre rouge.
Bien mélanger. Verser le bouillon de poulet et faire bouillir le mélange.
Réduire le feu et laisser mijoter le couscous pendant 5 minutes avec un couvercle fermé.

Nutrition:

- Calories: 196
- Graisses: 3,4 g
- Fibres: 2,4 g
- Glucides: 35 g

- Protéines: 5,9 g

162. Polenta crémeuse

Temps de préparation: 8 minutes

Temps de cuisson: 45 minutes

Nombre de portions: 4

Ingrédients:

- 1 tasse de polenta
- 1½ tasse d'eau
- 2 tasses de bouillon de poulet
- ½ tasse de crème
- ⅓ tasse de parmesan râpé

Instructions :

Mettre la polenta dans la casserole. Ajouter l'eau, le bouillon de poulet, la crème et le parmesan.
Bien mélanger la polenta. Préchauffer le four à 180°C.
Cuire la polenta dans le four. Mélanger soigneusement le repas cuit à l'aide d'une cuillère avant de servir.

Nutrition:

- Calories: 208
- Graisses: 5,3 g
- Fibres: 1 g
- Glucides: 32,2
- Protéines: 8 g

163. Millet aux champignons

Temps de préparation: 10 minutes

Temps de cuisson: 15 minutes

Nombre de portions: 3

Ingrédients:

- ¼ tasse de champignons, tranchés
- ¾ tasse d'oignon, coupé en dés
- 1 c. à soupe d'huile d'olive
- 1 c. à thé de sel
- 3 c. à soupe de lait
- ½ tasse de millet
- 1 tasse d'eau
- 1 c. à thé de beurre

Instructions :

Chauffer l'huile d'olive dans la poêle, puis ajouter l'oignon. Ajouter les champignons et faire dorer les légumes pendant 10 minutes à feu moyen. Les remuer de temps en temps.
Pendant ce temps, verser l'eau dans la casserole. Ajouter le millet et le sel. Cuire le millet avec un couvercle fermé à feu moyen.
Ensuite, ajouter le mélange de champignons cuits au millet, au lait et au beurre. Bien mélanger le millet.

Nutrition:

- Calories: 198
- Graisses: 7,7 g
- Fibres: 3,5 g
- Glucides: 27,9 g
- Protéines: 4,7 g

164. Orge épicée

Temps de préparation: 7 minutes

Temps de cuisson: 42 minutes

Nombre de portions: 5

Ingrédients:

- 1 tasse d'orge
- 3 tasses de bouillon de poulet
- ½ c. à thé de piment de cayenne
- 1 c. à thé de sel
- ½ c. à thé de piment chili
- ½ c. à thé de poivre noir moulu
- 1 c. à thé de beurre

- 1 c. à thé d'huile d'olive

Instructions :

Placer l'orge et l'huile d'olive dans la casserole. Faire dorer à feu vif.
Bien mélanger. Ajouter ensuite le sel, le chili, le poivre noir moulu, le piment de cayenne et le beurre, suivi du bouillon de poulet.
Fermer le couvercle et cuire l'orge pendant 40 minutes à feu moyen-doux.

Nutrition:

- Calories: 152
- Graisses: 2,9 g
- Fibres: 6,5 g
- Glucides: 27,8 g
- Protéines: 5,1 g

165. Farro tendre

Temps de préparation: 8 minutes

Temps de cuisson: 40 minutes

Nombre de portions: 4

Ingrédients:

- 1 tasse de farro
- 3 tasses de bouillon de boeuf
- 1 c. à thé de sel
- 1 c. à soupe de beurre d'amande
- 1 c. à soupe de aneth séché

Instructions :

Placer le farro dans la casserole. Ajouter le bouillon de boeuf, l'aneth séché et le sel.
Fermer le couvercle et faire bouillir le mélange. Puis faire cuire pendant 35 minutes à feu moyen-doux.
Lorsque c'est fini, ouvrir le couvercle et ajouter le beurre d'amande.
Bien mélanger le farro cuit.

Nutrition:

- Calories: 95
- Graisses: 3,3 g
- Fibres: 1,3 g
- Glucides: 10,1 g
- Protéines: 6,4 g

166. Salade de baies de blé

Temps de préparation : 10 minutes

Temps de cuisson : 50 minutes

Servings : 2

Ingrédients :

- 60 ml de grains de blé
- 240 ml d'eau
- 1,5 g de sel
- 30 ml de noix de Grenoble, hachées
- 15 ml de ciboulette, hachée
- 60 ml de persil frais, haché
- 57 g de graines de grenade
- 15 ml d'huile de canola
- 1,5 g de flocons de chili

Instructions :

Mettez les grains de blé et l'eau dans une casserole.
Ajoutez le sel et laissez mijoter les ingrédients
pendant 50 minutes à feu moyen.
Pendant ce temps, mélangez les noix de Grenoble, la
ciboulette, le persil, les graines de grenade et les
flocons de chili. Lorsque le blé est cuit, ajoutez-le au
mélange de noix.
Ajoutez l'huile de canola et mélangez bien la salade.

Nutrition :

- Calories : 160
- Graisses : 11.8 g
- Fibres : 1.2 g
- Glucides : 12 g
- Protéines : 3.4 g

167. Riz aux baies de blé au curry

Préparation: 10 minutes

Cuisson: 1 heure 15 minutes

Portions: 5

Ingrédients:

- 1 cuillère à soupe de pâte de curry
- ¼ tasse de lait
- 1 tasse de grains d'épeautre
- ½ tasse de riz
- 1 cuillère à café de sel
- 4 cuillères à soupe d'huile d'olive
- 6 tasses de bouillon de poulet

Instructions:

Placez les grains d'épeautre et le bouillon de poulet
dans une casserole. Fermez le couvercle et faites
cuire le mélange pendant 1 heure à feu moyen.
Ajoutez ensuite le riz, l'huile d'olive et le sel.
Bien mélanger. Mélangez le lait et la pâte de curry.
Incorporez le liquide de curry dans le mélange de riz-
grains d'épeautre et bien mélanger. Laissez le repas
15 minutes avec un couvercle fermé.
Lorsque le riz est cuit, tout le repas est prêt.

Nutrition:

- Calories: 232
- Graisses: 15 g
- Fibres: 1.4 g
- Glucides: 23.5 g
- Protéines: 3.9 g

168. Salade de Couscous

Preparation Time: 10 minutes

Cooking Time: 6 minutes

Servings: 4

Ingredients:

- ⅓ tasse de couscous

- ⅓ tasse de bouillon de poulet
- ¼ c. à thé de poivre noir
- ¾ c. à thé de coriandre moulue
- ½ c. à thé de sel
- ¼ c. à thé de paprika
- ¼ c. à thé de curcuma
- 1 cuillère à soupe de beurre
- 57 g de pois chiches, en conserve, égouttés
- 1 tasse de roquette fraîche, hachée
- 57 g de tomates séchées au soleil, hachées
- 28 g de fromage feta, émietté
- 1 cuillère à soupe d'huile de canola

Instructions:

Amener le bouillon de poulet à ébullition.
Ajouter le couscous, le poivre noir, la coriandre moulue, le sel, le paprika et le curcuma. Incorporer les pois chiches et le beurre.
Bien mélanger et fermer le couvercle.
Pendant ce temps, combiner la roquette, les tomates séchées au soleil et le fromage feta dans un bol.
Ajouter le mélange de couscous cuit et l'huile de canola.
Bien mélanger la salade.

Nutrition:

- Calories: 18
- Graisses: 9 g
- Fibre: 3,6 g
- Glucides: 21,1 g
- Protéines: 6 g

169. Salade de Farro avec Roquette

Préparation: 10 minutes

Cuisson: 35 minutes

Portions: 2

Ingrédients:

- 1/2 tasse de farro
- 1 1/2 tasse de bouillon de poulet
- 1 cuillère de sel

- 1/2 cuillère de poivre noir moulu
- 2 tasses de roquette hachée
- 1 concombre haché
- 1 c. à soupe de jus de citron
- 1/2 cuillère d'huile d'olive
- 1/2 cuillère de mélange d'herbes italiennes

Instructions:

Mélangez le farro, le sel et le bouillon de poulet et transférez le mélange dans une casserole. Couvrez et laissez bouillir pendant 35 minutes.
Pendant ce temps, mettez tous les ingrédients restants dans un saladier. Refroidissez le farro et ajoutez-le également au saladier.
Mélangez bien la salade.

Nutrition:

- Calories: 92
- Graisses: 2,3 g
- Fibres: 2 g
- Glucides: 15,6 g
- Protéines: 3,9 g

170. Purée de Chou-fleur et de Brocoli

Preparation Time: 5 minutes

Cooking Time: 10 minutes

Servings: 6

Ingredients:

- 1 grande tête de chou-fleur, coupée en morceaux
- 1 petite tête de brocoli, coupée en bouquets
- 3 cuillères à soupe d'huile d'olive extra vierge
- 1 cuillère à café de sel
- Poivre, au goût

Instructions :

Chauffer l'huile dans une casserole. Ajouter le chou-fleur et le brocoli. Assaisonner avec le sel et le poivre. Remuer en continu.

Ajouter de l'eau si nécessaire. Lorsqu'il est déjà cuit, mixer les légumes à l'aide d'un mixeur alimentaire ou d'un moulin à pommes de terre.

Servir et déguster !

Nutrition:

- Calories: 39
- Graisses: 3 g
- Glucides: 2 g
- Protéines: 0,89 g

171. Sauté de Brocoli et Haricots Noirs

Temps de préparation: 10 minutes

Temps de cuisson: 15 minutes

Portions: 4

Ingrédients:

- 4 tasses de fleurettes de brocoli
- 1 c. à soupe d'huile de sésame
- 4 c. à thé de graines de sésame
- 2 c. à thé de gingembre, finement haché
- Une pincée de poudre de curcuma
- Jus de citron vert selon le goût (facultatif)
- 2 tasses de haricots noirs cuits
- 2 gousses d'ail finement hachées
- Une grande pincée de piments rouges en flocons
- Sel selon le goût

Instructions:

Réservez suffisamment d'eau pour couvrir le fond de la casserole d'un pouce.
Placez un tamis sur la casserole.
Placez les fleurettes de brocoli sur le tamis.
Faites cuire à la vapeur les brocolis pendant 6 minutes.
Placez une grande poêle sur feu moyen.
Ajoutez l'huile de sésame.
Lorsque l'huile est chaude, ajoutez les graines de sésame, les piments en flocons, le gingembre, l'ail, la poudre de curcuma et le sel. Faites sauter.

Ajoutez les brocolis vapeur et les haricots noirs et faites sauter jusqu'à ce qu'ils soient bien réchauffés.
Ajoutez le jus de citron vert et mélangez.
Servez chaud.

Nutrition:

- Calories: 196 kcal
- Protéines: 11,2 g
- Graisses: 7,25 g
- Glucides: 23,45 g

172. Chou-fleur Rôti au Curry

Temps de préparation: 5 minutes

Temps de cuisson: 30 minutes

Servings: 4

Ingredients:

- 1 tête de chou-fleur de grande taille, coupée en bouquets
- 1 c. à thé de poudre de curry
- 1 ½ c. à soupe d'huile d'olive
- 1 c. à thé de graines de cumin
- 1 c. à thé de graines de moutarde
- ¾ c. à thé de sel

Instructions:

Préchauffer le four à 375°F.
Huiler une plaque à pâtisserie avec un spray antiadhésif.
Prendre un bol et y déposer tous les ingrédients.
Remuer pour bien enrober.
Disposer les légumes sur la plaque à pâtisserie.
Faire cuire au four pendant 30 minutes.
Servir et déguster!

Nutrition:

- Calories: 67
- Lipides: 6 g
- Glucides: 4 g
- Protéines: 2 g

173. Poires et oignons caramélisés

Temps de préparation: 5 minutes

Temps de cuisson: 35 minutes

Nombre de portions: 4

Ingrédients:

• 2 oignons rouges coupés en quartiers
• 2 poires rouges fermes, évidées et coupées en quatre
• 1 cuillère à soupe d'huile d'olive
• Sel et poivre, au goût

Instructions:

Préchauffer le four à 220°C.
Disposez les poires et les oignons sur une plaque de cuisson.
Arroser d'huile d'olive.
Assaisonner avec du sel et du poivre.
Enfourner pendant 35 minutes.
Servir et déguster!

Nutrition:

• Calories: 101
• Graisses: 4 g
• Glucides: 17 g
• Protéines: 1 g

174. Haricots Garbanzo et épinards Frais

Temps de préparation : 5 à 10 minutes

Temps de cuisson : 5 minutes

Nombre de portions : 4

Ingrédients :

• 340 g de pois chiches
• 1 cuillère à soupe d'huile d'olive
• 1/2 oignon, haché
• 1/2 cuillère à café de cumin
• 284 g d'épinards, hachés

Instructions:

Chauffer une poêle et ajouter l'huile d'olive.
La placer sur feu moyen-doux.
Ajouter les oignons et les pois chiches, et cuire pendant 5 minutes.
Ajouter ensuite le cumin, les pois chiches, les épinards et assaisonner avec des graines de tournesol.
Utiliser une cuillère pour les écraser doucement.
Bien cuire.
Servir et déguster !

Nutrition :

• Calories : 90
• Graisses : 4 g
• Glucides : 11 g
• Protéines : 4 g

175. Salade Santé à L'oignon et à L'orange

Temps de préparation : 10 minutes

Temps de cuisson : 0 minute

Nombre de portions : 3

Ingrédients :

• 6 grandes oranges
• 3 c. à soupe de vinaigre de vin rouge
• 6 c. à soupe d'huile d'olive
• 1 c. à thé d'origan séché
• 1 oignon rouge, coupé en fines tranches
• 1 tasse d'olives noires
• ¼ tasse de ciboulette fraîche, hachée
• Poivre noir moulu

Instructions :

Pelez les oranges et coupez-les en 4 à 5 tranches transversales.
Disposez les oranges dans un plat peu profond.
Fouettez le vinaigre et l'huile d'olive, saupoudrez d'origan et mélangez.

Disposez les tranches d'oignon et les olives noires par-dessus.

Servir et déguster !

Nutrition :

• Calories : 120
• Lipides : 6 g
• Glucides : 20 g
• Protéines : 2 g

176. Boulettes D'olives et de Tomates

Temps de préparation : 10 minutes

Temps de cuisson : 35 minutes

Portions : 5

Ingrédients :

• 5 cuillères à soupe de fromage parmesan râpé
• ¼ cuillère à café de sel
• Poivre noir (selon le goût)
• 2 gousses d'ail écrasées
• 4 olives Kalamata, dénoyautées
• 4 tomates séchées au soleil, égouttées
• 2 cuillères à soupe d'origan haché
• 2 cuillères à soupe de thym haché
• 2 cuillères à soupe de basilic haché
• ¼ tasse d'huile de noix de coco
• ½ tasse de fromage à la crème

Instructions :

Ajouter l'huile de noix de coco à un petit bol de mélange avec le fromage à la crème, et les laisser ramollir pendant environ 30 minutes.
Ecraser la préparation et bien mélanger pour combiner.
Ajouter les olives Kalamata et les tomates séchées au soleil et bien mélanger avant d'incorporer les herbes et les assaisonnements.
Bien mélanger avant de placer le bol au réfrigérateur pour permettre à la combinaison de se solidifier.
Une fois solidifié, former 5 boules avec l'aide d'une cuillère à glace.

Placer chaque boule finie dans le fromage parmesan avant de servir.
Conserver les restes au réfrigérateur dans un récipient hermétique pendant jusqu'à 7 jours.

Nutrition :

• Calories : 212
• Protéines : 4,77 g
• Graisses : 20,75 g
• Glucides : 3,13 g

177. Ambroisie aux Pommes et aux Baies

Temps de préparation: 15 minutes

Temps de cuisson: 0 minutes

Servings: 4

Ingrédients:

• 2 tasses de lait de noix de coco non sucré, refroidi
• 2 c. à soupe de miel brut
• 1 pomme, pelée, épépinée et coupée en morceaux
• 2 tasses de framboises fraîches
• 2 tasses de myrtilles fraîches

Instructions :

Placez le lait refroidi dans un grand bol, puis ajoutez le miel. Mélangez bien.
Incorporez et mélangez les ingrédients restants.
Mélangez pour bien enrober les fruits et servez-les immédiatement.

Nutrition:

• Calories: 386
• Graisses: 21.1 g
• Protéines: 4.2 g
• Glucides: 45.9 g

178. Barres à la Banane, aux Canneberges et à L'avoine

Temps de préparation : 15 minutes

Temps de cuisson : 40 minutes

Nombre de portions : 16 barres

Ingrédients :

- 2 cuillères à soupe d'huile d'olive extra vierge
- 2 bananes mûres moyennes, écrasées
- ½ tasse de beurre d'amandes
- ½ tasse de sirop d'érable
- ⅓ tasse de cranberries séchées
- 1½ tasse de flocons d'avoine roulés
- ¼ tasse de farine d'avoine
- ¼ tasse de graines de lin moulues
- ¼ cuillère de clous de girofle moulus
- ½ tasse de noix de coco râpée
- ½ cuillère de cannelle en poudre
- 1 cuillère d'extrait de vanille

Instructions :

Préchauffer le four à 205°C.
Couvrir un moule carré de 8 pouces de papier parchemin et le graisser avec de l'huile d'olive.
Mélanger les bananes écrasées, le beurre d'amandes et le sirop d'érable dans un bol. Bien mélanger.
Ajouter les ingrédients restants et mélanger jusqu'à ce que la mixture soit épaisse et collante.
Étaler la mixture uniformément dans le moule carré avec une spatule et cuire pendant 40 minutes ou jusqu'à ce qu'un cure-dent inséré au centre en ressorte propre.
Les retirer du four et les couper en 16 barres pour servir.

Nutrition :

- Calories : 145
- Graisses : 7,2 g
- Protéines : 3,1 g
- Glucides : 18,9 g

Temps de cuisson: 35 minutes

Servings: 8

Ingrédients:

- 1 tasse de framboises fraîches
- 2 tasses de myrtilles fraîches
- 1 tasse de tranches de rhubarbe (½ pouce)
- 1 cuillère à soupe de poudre d'arrowroot
- ¼ tasse de jus de pomme non sucré
- 2 cuillères à soupe d'huile de coco fondue
- ¼ tasse de miel brut

Topping:
- 1 tasse de farine d'amandes
- 1 cuillère à soupe de poudre d'arrowroot
- ½ tasse de noix de coco râpée
- ¼ tasse de miel brut
- ½ tasse d'huile de coco

Instructions:

Préchauffez le four à 350°F (180C). Beurrez un moule à gâteau avec de l'huile de coco fondue. Mélangez les ingrédients pour le cobbler dans un grand bol. Mélangez bien. Étalez le mélange en une seule couche dans le moule à gâteau. Mettez de côté. Mélangez la farine d'amandes, la poudre d'arrowroot et le coco dans un bol. Mélangez bien. Incorporez le miel et l'huile de coco. Mélangez avec une fourchette jusqu'à ce que le mélange s'effrite. Étalez le topping sur le cobbler, puis faites cuire au four préchauffé pendant 35 minutes ou jusqu'à ce qu'il soit mousseux et doré. Servez immédiatement.

Nutrition:

- Calories: 305
- Graisses: 22,1 g
- Protéines: 3,2 g
- Glucides: 29,8 g

179. Tourte aux Baies et à la Rhubarbe

Temps de préparation: 15 minutes

180. Bouchées énergétiques aux Agrumes, Canneberges et quinoa

Temps de préparation : 15 minutes

Temps de cuisson : 0 minute

Nombre de portions : 12 bouchées

Ingrédients :

- 2 cuillères à soupe de beurre d'amande
- 2 cuillères à soupe de sirop d'érable
- ¾ tasse de quinoa cuit
- 1 cuillère à soupe de canneberges séchées
- 1 cuillère à soupe de graines de chia
- ¼ tasse d'amandes moulues
- ¼ tasse de graines de sésame grillées
- Zeste d'1 orange
- ½ cuillère à café d'extrait de vanille

Instructions :

Touchez une plaque de cuisson avec du papier sulfurisé. Mélangez le beurre et le sirop d'érable dans un bol. Mélangez bien.
Incorporez les ingrédients restants et mélangez jusqu'à ce que la mixture soit homogène et lisse. Divisez la mixture en 12 parts égales, puis formez chaque partie en une boule.
Disposez les boules sur la plaque de cuisson, puis réfrigérez pendant au moins 15 minutes. Servez bien frais.

Nutrition :

- Calories : 110
- Graisses : 10,8 g
- Protéines : 3,1 g
- Glucides : 4,9 g

181. Grappes de Chocolat, Amandes et Cerises

Temps de préparation: 15 minutes

Temps de cuisson: 3 minutes

Nombre de portions: 10 grappes

Ingrédients:

- 1 tasse de chocolat noir (60% de cacao ou plus), haché

- 1 cuillère à soupe d'huile de noix de coco
- ½ tasse de cerises séchées
- 1 tasse d'amandes grillées salées

Instructions:

Couvrir une plaque de cuisson avec du papier parchemin. Faire fondre le chocolat et l'huile de noix de coco dans une casserole pendant 3 minutes. Mélanger constamment.
Retirer du feu et mélanger les cerises et les amandes. Déposer la préparation sur la plaque de cuisson avec une cuillère. Placer la plaque au réfrigérateur et laisser durcir pendant au moins 1 heure ou jusqu'à ce qu'elle soit ferme. Servir froid.

Nutrition:

- Calories: 197
- Graisses: 13,2 g
- Protéines: 4,1 g
- Glucides: 17,8 g

182. Mousse au Chocolat et à L'avocat

Préparation : 15 minutes

Cuisson : 5 minutes

Portions : 4 à 6

Ingrédients :

- 230 g de chocolat noir (au minimum 60% de cacao), haché
- ¼ tasse de lait de coco non sucré
- 2 cuillères à soupe d'huile de coco
- 2 avocats mûrs, sans les pépins
- ¼ tasse de miel brut
- Sel de mer, selon le goût

Instructions :

Mettre le chocolat dans une casserole. Ajouter le lait de coco et l'huile de coco. Cuire pendant 3 minutes ou jusqu'à ce que le chocolat et l'huile de coco fondent. Mélanger constamment.

Mettre l'avocat dans un robot culinaire, puis arroser de miel et de chocolat fondu. Pulsations pour bien mélanger jusqu'à obtenir une consistance lisse. Verser la préparation dans un bol de service, puis saupoudrer de sel. Réfrigérer pendant 30 minutes et servir.

Nutrition :

- Calories : 654
- Graisses : 46,8 g
- Protéines : 7,2 g
- Glucides : 55,9 g

183. Myrtilles à la Noix de Coco avec du Riz Brun

Temps de préparation: 15 minutes

Temps de cuisson: 10 minutes

Portions: 4

Ingrédients:

- 1 tasse de myrtilles fraîches
- 2 tasses de lait de noix de coco non sucré
- 1 cuillère à café de gingembre moulu
- ¼ de tasse de sirop d'érable
- Sel de mer, selon le goût
- 2 tasses de riz brun cuit

Instructions:

Mettez tous les ingrédients, à l'exception du riz brun, dans une casserole. Remuez pour bien mélanger. Cuisez jusqu'à ce que les myrtilles soient tendres. Versez le riz brun et cuisez pendant 3 minutes de plus ou jusqu'à ce que le riz soit tendre. Remuez constamment. Servez immédiatement.

Nutrition:

- Calories: 470
- Graisses: 24,8 g
- Protéines: 6,2 g
- Glucides: 60,1 g

CHAPITRE 8. RECETTES VEGETALIENNES ET VEGETARIENNES

184. Sauté de Brocoli et de Sésame

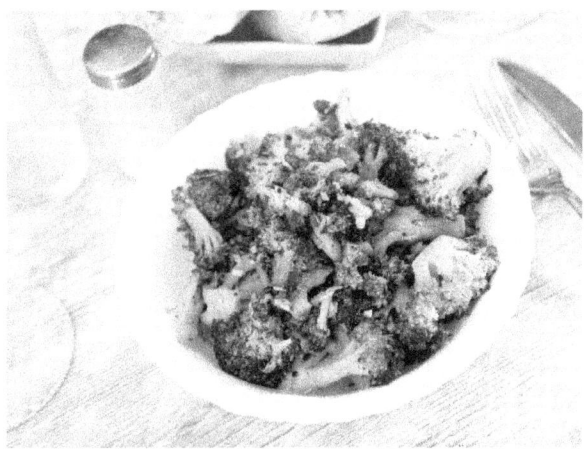

Temps de préparation : 10 minutes

Temps de cuisson : 10 minutes

Nombre de portions : 4

Ingrédients :

- 2 cuillères à soupe d'huile d'olive extra-vierge
- 1 cuillère à café d'huile de sésame
- 4 tasses de bouquets de brocoli
- 1 cuillère à soupe de gingembre frais râpé
- ¼ cuillère à café de sel de mer
- 2 gousses d'ail hachées
- 2 cuillères à soupe de graines de sésame toastées

Instructions :

Faites chauffer l'huile d'olive et l'huile de sésame dans une grande poêle anti-adhésive à feu moyen-élevé jusqu'à ce qu'elles brillent.
Ajoutez le brocoli, le gingembre et le sel.
Ajoutez l'ail. Faites cuire pendant 30 secondes en remuant constamment.
Retirez du feu et ajoutez les graines de sésame.

Nutrition :

- Calories : 134
- Graisses : 11 g
- Protéines : 4 g
- Glucides : 9 g

- Fibres : 3 g
- Sucre : 2 g
- Sodium : 148 mg

185. Curry de Corégone

Temps de préparation: 15 minutes

Temps de cuisson: 15 minutes

Nombre de portions: 4-6

Ingrédients:

- 2 c. à soupe d'huile de noix de coco
- 1 oignon, haché
- 2 gousses d'ail, hachées
- 1 c. à soupe de gingembre frais haché
- 2 c. à thé de poudre de curry
- 1 c. à thé de sel
- ¼ c. à thé de poivre noir fraîchement moulu
- 1 (10 cm) de tige de citronnelle (partie blanche seulement), écrasée avec le dos d'un couteau
- 500 g de courge butternut coupée en cubes
- 500 g de brocolis haché
- 1 (383 g) boîte de lait de coco
- 225 ml de bouillon de légumes ou de poulet
- 225 g de filets de poisson blanc ferme
- ¼ tasse de coriandre fraîche hachée
- 1 échalote, tranchée finement
- Wedges de citron, pour la garniture

Instructions :

Dans une grande casserole sur feu moyen-élevé, faire fondre l'huile de noix de coco. Ajouter l'oignon, l'ail, le gingembre, la poudre de curry, le sel et le poivre.
Faire sauter pendant 5 minutes.
Ajouter la citronnelle, la courge butternut et le brocoli. Faire sauter pendant 2 minutes de plus.

Ajouter le lait de coco et le bouillon de légumes et porter à ébullition. Baisser la chaleur et ajouter le poisson. Couvrir la casserole et laisser mijoter pendant 5 minutes, ou jusqu'à ce que le poisson soit cuit. Retirer et jeter la citronnelle.

Servir la soupe de curry dans un bol de service. Garnir avec la coriandre et l'échalote, et servir avec les wedges de citron.

Nutrition:

- Calories: 553 g
- Graisses: 39 g
- Protéines: 34 g
- Glucides: 22 g
- Fibres: 6 g
- Sucres: 7 g
- Sodium: 881 mg

186. Bok Choy Braisé aux Champignons Shiitake

Temps de préparation : 10 minutes

Temps de cuisson : 10 minutes

Quantité : 4

Ingrédients :

- 1 c. à soupe d'huile de noix de coco
- 8 petits choux de Bruxelles coupés en deux dans la longueur
- ½ verre d'eau
- 1 c. à soupe d'aminos de noix de coco
- 1 verre de champignons shiitake, tiges enlevées, coupés en fines tranches
- Sel, selon le goût
- Poivre fraîchement moulu, selon le goût
- 1 échalote, coupée en fines tranches
- 1 c. à soupe de graines de sésame toastées

Instructions :

Dans une grande poêle sur feu vif, faire fondre l'huile de noix de coco. Ajouter les choux de Bruxelles. Ajouter l'eau, les aminos de noix de coco et les champignons à la poêle. Couvrir et faire cuire les légumes pour 5 à 10 minutes ou jusqu'à ce que les choux de Bruxelles soient tendres.

Retirer la poêle du feu. Assaisonner les légumes avec du sel et du poivre.

Transférer les choux de Bruxelles et les champignons dans un plat de service et garnir d'échalotes et de graines de sésame.

Nutrition :

- Calories : 285
- Graisses : 8 g
- Protéines : 26 g
- Glucides : 43 g
- Fibres : 18 g
- Sucres : 21 g
- Sodium : 1035 mg

187. Nouilles Riches en Nutriments avec du Tahini et du Chou Frisé

Temps de préparation: 5 minutes

Temps de cuisson: 8 à 10 minutes

Portions: 4

Ingrédients:

- 220 g de spaghetti de riz brun ou de nouilles de sarrasin
- 1,2 kg de chou kale
- 125 ml de tahini
- 175 ml d'eau chaude, plus supplémentaire au besoin
- 1/4 cuillère à café de sel, plus supplémentaire au besoin
- 125 ml de persil frais haché

Instructions :

Cuire les nouilles selon les instructions du paquet. Ajouter le chou kale pendant les 30 dernières secondes de cuisson. Égoutter les nouilles et le chou kale dans une passoire. Transférer dans un grand bol.

Mélanger le tahini, l'eau chaude et le sel dans un bol moyen. Ajouter plus d'eau si vous préférez une sauce plus fluide. Ajouter le persil et la sauce aux nouilles. Mélanger pour enrober. Goûter et ajuster l'assaisonnement si nécessaire. Servir chaud ou froid.

Nutrition:

- Calories: 404
- Graisses: 18 g
- Glucides: 54 g
- Sucre: 2 g
- Fibres: 10 g
- Protéines: 15 g
- Sodium: 223 mg

188. Salade de Lentilles et de Quinoa

Preparation Time: 5 minutes

Cooking Time: 15 minutes

Servings: 4

Ingredients:

- 2 pommes vertes moyennes, épépinées et coupées en dés
- 3 tasses de quinoa cuit
- ½ oignon rouge moyen, pelé et coupé en dés
- 3 tasses de lentilles vertes cuites
- 1 grosse carotte râpée
- 1 ½ cuillère à café de sel
- 1 cuillère à café de poivre noir moulu
- 2 cuillères à soupe d'huile d'olive
- ¼ tasse de vinaigre balsamique

Instructions:

Prenez un grand bol, placez tous les ingrédients et mélangez bien.
Laissez la salade refroidir au réfrigérateur pendant 1 heure. Divisez-la équitablement en 6 bols et servez.

Nutrition:

- Calories: 199 Cal
- Graisses: 10,7 g
- Protéines: 8 g

- Glucides: 34,8 g
- Fibres: 5,9 g

189. Salade de Pommes de Terre

Préparation : 5 minutes

Cuisson : 25 minutes

Nombre de portions : 4

Ingrédients :

- 2 pommes de terre moyennes
- 2 tomates moyennes, coupées en dés
- 2 branches de céleri, coupées en dés
- 1 oignon vert, haché

Instructions :

Pelez les pommes de terre. Coupez-les en cubes et mettez-les dans une casserole.
Cuisez les pommes de terre pendant 20 minutes, égouttez-les et laissez-les refroidir.
Ajoutez les tomates, le céleri et l'oignon vert, assaisonnez avec du sel et du poivre noir, arrosez d'huile et mélangez.
Divisez la salade entre 3 bols et servez.

Nutrition :

- Calories : 268,5
- Graisses : 15,8 g
- Protéines : 5 g
- Glucides : 21 g
- Fibres : 2,5 g

190. Chips de Courgettes au Poivre

Temps de préparation: 10 minutes

Temps de cuisson: 15 minutes

Nombre de portions: 4

Ingrédients:

- 1⅔ tasse d'huile végétale
- 1 cuillère à café de poudre d'oignon

Blanche Rey

- ½ cuillère à café de poivre noir
- 3 cuillères à soupe de flocons de piment rouge, écrasés
- 2 courgettes, coupées en fines tranches

Instructions:

Mélangez l'huile avec toutes les épices dans un bol.
Ajoutez les tranches de courgette et mélangez bien.
Transférez le mélange dans un sac Ziplock et fermez-le.
Réfrigérez pendant 10 minutes.
Étalez les tranches de courgette sur une plaque à pâtisserie huilée.
Enfournez pendant 15 minutes.
Servir.

Nutrition:

- Calories: 172 kcal
- Graisses: 11,1 g
- Glucides: 19,9 g
- Protéines: 13,5 g

Instructions :

Moudre les graines de citrouille, les graines de sésame, les graines de lin, les graines de chia et le sarrasin en farine et garder 1/4 de la farine de graines pour plus tard (pas pour cette recette).
Ajouter 300 g de farine de graines dans un bol moyen.
Ajouter le reste des ingrédients à l'exception de l'huile de noix de coco.
Ajouter plus de lait si nécessaire pour obtenir la bonne consistance.
Une fois chauffé, verser des couches fines de pâte et retourner une fois que vous voyez des bulles se former en haut.
Cuire jusqu'à épuisement de toute la pâte.

Nutrition :

- Calories : 140 kcal
- Fibres : 12 g
- Protéines : 34 g

191. Crêpes D'épeautre aux Super Graines

Préparation : 15 minutes

Cuisson : 10 minutes

Portions : 3

Ingrédients :

- 140 g de sarrasin
- 2,25 g de cannelle en poudre
- 42 g de graines de lin
- 42 g de graines de sésame
- 56 g de graines de chia
- 28 g de graines de citrouille
- 15 ml de lait d'amande
- 2,5 ml d'extrait de stévia
- 15 ml d'huile de noix de coco
- 5 g de bicarbonate de soude
- 2,5 g de levure chimique
- 1,25 g de sel fin

192. Tofu Brouillé

Préparation: 10 minutes

Cuisson: 15 minutes

Portion: 2

Ingrédients:

- 6 gousses d'ail
- 1 oignon
- 1 cuillère à café de curcuma
- Sel au goût
- 120 gr. de tofu ferme
- 1 cuillère à café de paprika
- 1 poignée de feuilles de épinards
- 6 tomates
- 1 tasse de levure
- 1 cuillère à café de cumin

Instructions:

Hachez l'ail et coupez l'oignon en dés.
Faites cuire les oignons dans une poêle à feu moyen pendant environ 7 minutes.
Ajoutez le tofu et les tomates et faites cuire pendant 10 minutes de plus. Ajoutez de l'eau, du cumin et du paprika et mélangez bien. Continuez à cuire.
Lorsque le plat est presque cuit, ajoutez les épinards, mélangez et une fois flétris, éteignez le feu et servez.

Nutrition:

• Calories: 151 kcal
• Protéines: 29 g
• Graisses:10 g

193. Salade de Tofu

Temps de préparation: 10 minutes

Temps de cuisson: 15 minutes

Quantité: 2 personnes

Ingrédients:

• ½ paquet de tofu ferme
• ½ oignon rouge
• 2 tortillas de blé
• 1 avocat
• 4 poignées de pousses d'épinards
• 1 poignée d'amandes
• 2 tomates
• 1 pamplemousse rose
• ½ citron

Instructions:

Faire cuire les tortillas au four pendant 8 à 10 minutes.
Couper les oignons, les tomates et le tofu et les mélanger. Mettre au réfrigérateur pour refroidir.
Couper les amandes, l'avocat et le pamplemousse. Mélanger tout bien et placer dans le bol que vous aviez mis au réfrigérateur.
Pressez un citron sur tout le saladier et dégustez!

Nutrition:

• Calories: 110 kcal
• Fibre: 12 g
• Protéines: 36 g

194. Tofu et Tomate

Preparation Time: 15 minutes

Cooking Time: 15 minutes

Servings: 2

Ingredients:

• 1 tbsp d'huile de noix de coco
• Un peu de coriandre/cilantro
• 284 g de tofu ferme régulier
• 2 grandes poignées de jeunes pousses d'épinards
• ½ oignon brun (ou rouge si vous préférez)
• 1 poignée de roquette
• Poivre noir, fraîchement moulu
• 2 tomates
• Sel de l'Himalaya/de la mer
• Pincée de curcuma
• Un peu de basilic
• ½ petit poivron rouge
• Une pincée de piment de Cayenne

Instructions:

Utilisez vos mains pour émietter le tofu dans un bol, puis hachez et faites rapidement sauter l'oignon dans une poêle. Découpez les poivrons et faites de même.
Découpez les tomates et jetez-les dans la poêle. Ajoutez une pincée de curcuma, et ajoutez les épinards. Ajoutez du sel et du poivre moulu. Cuisez jusqu'à ce que le tofu soit chaud et cuit.
Jetez les feuilles de basilic et la coriandre. Ajoutez la roquette juste lorsque le repas est sur le point d'être terminé. Servez avec une pincée de piment de Cayenne chaud.
Vous pouvez le servir sur du pain grillé germé et des jeunes pousses d'épinards.

Nutrition:

- Calories: 174 kcal
- Fibres: 10 g
- Protéines: 27 g

195. Galettes de Pommes de Terre Farcies aux Lentilles

Temps de préparation : 15 minutes

Temps de cuisson : 30 minutes

Portions : 4

Ingrédients :

Pour les galettes :
- Sel
- 1 feuille de laurier
- 450 g de pommes de terre moyennes dorées
- 225 g de fécule de pomme de terre - ajouter plus pour saupoudrer

Pour la garniture :
- Huile de coco pour la cuisson à la poêle
- Sel et poivre noir, fraîchement moulu
- 1 oignon moyen, haché
- 113 g de champignons
- 2 cuillères à soupe d'huile d'olive
- 175 g de lentilles vertes, séchées et cuites (de préférence lentilles françaises)

Instructions :

Mélanger les 7 tasses d'eau, les pommes de terre et la feuille de laurier dans une grande casserole et faire bouillir jusqu'à ce que les pommes de terre soient tendres. Vérifiez avec une fourchette qu'elles sont bien cuites.

Rincez les pommes de terre sous l'eau froide une fois cuites ; les peaux s'enlèveront facilement. Écrasez les pommes de terre jusqu'à ce qu'elles soient lisses et ajoutez la fécule de pomme de terre ; remuez pour faire la pâte. Ajoutez plus de fécule de pomme de terre si la pâte est trop collante.

Pour la garniture, ajoutez de l'huile d'olive dans une poêle et placez-la sur feu moyen-élevé. Ajoutez les oignons et faites cuire en remuant pendant 5 minutes. Ajoutez les lentilles avec du poivre et du sel (au goût) et faites cuire pendant 2 minutes. Réservez.

Pour préparer les galettes, prenez environ 3 cuillères à soupe de pâte dans votre main et pressez-la dans votre paume.

Ajoutez une cuillerée de garniture sur la pâte et repliez-la pour la fermer. Façonnez-la en un disque rond.

Ajoutez maintenant de l'huile de coco dans une poêle et chauffez à feu moyen. Faites cuire les galettes de pommes de terre des deux côtés jusqu'à ce qu'elles soient dorées, environ 4 minutes par côté.

Nutrition :

- Calories : 227 kcal
- Matières grasses : 1 g
- Protéines : 41 g

196. Riz de Chou-fleur au Sésame et au Gingembre

Préparation : 10 minutes

Temps de cuisson : 15 minutes

Nombre de portions : 4

Ingrédients :

- 2 c. à soupe de tamari sans gluten + plus selon le goût
- 4 tasses de champignons, finement hachés
- 1 grande tête de chou-fleur
- 2 c. à soupe d'huile de sésame grillée
- 2 c. à soupe d'huile de pépin de raisin
- ½ c. à café de sel de la mer Celtique, plus selon le goût
- 6 oignons verts, finement hachés (parties blanches et vertes)
- 1 bouquet de coriandre, finement haché (½ tasse)
- 2 c. à soupe de gingembre frais, haché
- 2 c. à thé de jus de lime frais, plus selon le goût
- 1 petit piment vert, côtelé, épépiné et haché finement
- 4 c. à thé d'ail, haché finement

Instructions:

Pour le riz de chou-fleur, coupez grossièrement le chou-fleur en fleurettes et éliminez le coeur dur central.

Adaptez un robot culinaire avec une lame en forme de S et ajoutez les fleurettes. Pulsez pendant quelques secondes jusqu'à ce que les fleurettes atteignent une consistance similaire à celle du riz. Vous devriez avoir 5 à 6 tasses de riz à la fin. Chauffez l'huile dans une poêle ou un wok profond sur un feu moyen-élevé et faites frire le gingembre, les oignons verts, le chili, l'ail et les champignons assaisonnés avec ¼ de cuillère à café de sel pendant 5 minutes. Une fois bien mélangé et doux, ajoutez le tamari et le riz de chou-fleur et faites cuire pendant 5 minutes de plus jusqu'à ce qu'ils soient tendres. Ajoutez le sel restant, la coriandre et le jus de lime et ajustez les saveurs selon vos goûts. Servez et savourez !

Nutrition :

• Calories : 113 kcal
• Fibres : 14 g
• Graisses : 7 g

197. Epinards avec Pois Chiches et Citron

Temps de préparation : 10 minutes

Temps de cuisson : 15 minutes

Nombre de portions : 2

Ingrédients :

• 1 tasse d'épinards frais
• 3 c. à soupe d'huile d'olive extra vierge
• Sel de mer, selon le goût (par exemple, Celtic Grey, Himalayan ou Redmond Real Salt)
• ½ récipient de tomates cerises
• 1 grande boîte de pois chiches, bien rincer
• 1 grand oignon, coupé en fines tranches
• 1 c. à soupe de gingembre, râpé
• 1 grand citron, zesté et jus fraîchement pressé
• 1 c. à thé de piments rouges, écrasés
• 4 gousses d'ail, hachées

Instructions :

Versez l'huile d'olive dans une grande poêle et ajoutez l'oignon. Faites cuire pendant environ 5 minutes jusqu'à ce que l'oignon commence à brunir. Ajoutez le gingembre, le zeste de citron, l'ail, les tomates et les piments rouges, et faites cuire pendant 3 à 4 minutes.
Ajoutez les pois chiches (rincés et égouttés) et faites cuire pendant 3 à 4 minutes de plus. Ajoutez maintenant les épinards en 2 fois et une fois qu'ils commencent à flétrir, assaisonnez avec un peu de sel de mer et de jus de citron.
Faites cuire pendant 2 minutes.

Nutrition :

• Calories : 239 kcal
• Protéines : 28 g
• Graisses : 5 g

198. Wraps de chou frisé au chili et aux haricots verts

Preparation Time: 30 minutes

Cooking Time: 0 minutes

Servings: 2

Ingredients:

• 1 jus de lime frais
• 1 mélange de graines crues
• 2 grandes feuilles de kale
• 2 gousses d'ail finement hachées
• 1/2 avocat mûr, épépiné et tranché
• 1 piment rouge frais, épépiné et finement haché
• 1 tasse de bâtonnets de concombre
• Des feuilles de coriandre fraîche finement hachées
• 1 tasse de haricots verts

Instructions:

Étalez les feuilles de kale sur une surface de travail de cuisine propre.
Répartissez les feuilles de coriandre hachées autour de chaque extrémité de chaque feuille de kale, perpendiculairement au bord.

Répartissez les haricots verts de manière égale sur chaque feuille, au bord de chaque feuille, de la même manière que les feuilles de coriandre.

Faites de même avec les bâtonnets de concombre.

Répartissez l'ail haché sur chaque feuille et saupoudrez-le sur les haricots verts.

Répartissez le piment rouge haché sur chaque feuille et saupoudrez-le sur l'ail.

Maintenant, divisez l'avocat sur chaque feuille et étalez-le sur le piment, l'ail, la coriandre et les haricots verts.

Partagez le mélange de graines crues parmi chaque feuille et saupoudrez-les sur les autres ingrédients.

Divisez le jus de lime sur chaque feuille et arrosez tous les autres ingrédients.

Maintenant, pliez ou roulez les feuilles de kale et enveloppez tous les ingrédients à l'intérieur.

Vous pouvez le servir avec de la sauce soja !

Nutrition:

- Calories: 328 kcal
- Fibre: 12 g
- Protéine: 42 g

Partagez les tiges d'asperges entre chaque feuille de chou et placez-les sur le bord de la feuille.

Partagez les tranches d'avocat sur chaque feuille et placez-les sur les tiges d'asperges.

Partagez les fraises sur chaque feuille et étalez-les sur les tranches d'avocat.

Partagez les noix de pécan entre chaque feuille et étalez-les sur les fraises.

Enveloppez les feuilles avec tous les ingrédients à l'intérieur.

Servez avec de la sauce soja (facultatif).

Nutrition:

- Calories: 176 kcal
- Protéines: 34 g
- Fibres: 11 g

199. Wraps au Chou avec Avocat et Fraises

Temps de préparation: 30 minutes

Temps de cuisson: 0 minutes

Portions: 1 à 2

Ingrédients:

- ½ tasse de noix de pécan crues, hachées grossièrement
- ½ tasse de fraises fraîches, tranchées
- 2 grandes feuilles de chou
- ½ avocat mûr
- 1 tasse de tiges d'asperges vertes

Instructions:

Etalez les feuilles de chou sur un plan de travail de cuisine propre.

CHAPITRE 9. PLAN DE REPAS DE 28 JOURS

Jours	Petit-déjeuner	Déjeuner/dîner	Dessert/snack
1	Toast de petit-déjeuner mexicain	Bouillon d'os de poulet	Crème glacée à la vanille
2	Hachis de petit-déjeuner italien	Bouillon d'os de poulet au gingembre et au citron	Gâteau en feuille à la caroube
3	Bateau petit-déjeuner à la papaye	Bouillon de légumes	Crème "sympa" à la banane
4	Médaillon d'été parfait	Soupe de légumes au poulet	Pots de crème à la tarte au citron vert
5	Crêpes à la banane	Soupe de carottes au gingembre	Biscotti à l'abricot
6	Salsa à la mangue	Hachis de patates douces à la dinde	Mascarpone au chocolat
7	Gazpacho à l'avocat	Bateaux de laitue à la dinde et aux tacos	Tartinade de ricotta aux amandes
8	Smoothie mangue-banane	Pain de viande à la dinde et aux légumes verts	Baklava au sirop de miel et de citron
9	Smoothie pour éliminer les toxines	Poitrine de dinde assaisonnée à l'italienne simple	Biscuits grecs au beurre
10	Smoothie aux baies et à la pêche	Poulet épicé et légumes	Muffins au cacao avec café
11	Smoothie végétarien à l'avocat	Blanc de dinde à l'ail et au citron	Caprices de nougat à faible teneur en glucides
12	Smoothie aux pommes et aux myrtilles	Poulet et légumes à la maison	Meringue de fête aux framboises avec crème diplomate
13	Smoothie alcalin à la papaye	Morue cuite au four à la grecque	Mousse de gâteau au fromage aux framboises
14	Smoothie aux baies bon pour le cœur	Mélange de porc et de châtaignes	Biscuits meringués aux amandes

15	Smoothie à la pastèque	Poulet et sauce au beurre	Poires glacées à l'érable et aux noisettes
16	Smoothie à la laitue et à l'orange	Tacos au poulet	Barres d'avoine et de fruits sans gluten
17	Smoothie détox aux pommes	Dinde verde avec du riz brun	Smoothie à la banane et à la cerise
18	Smoothie aux baies et aux graines de chanvre	Bouchées de poulet à la grecque	Smoothie aux myrtilles et aux épinards
19	Smoothie à la poire, aux baies et au quinoa	Poulet au citron	Smoothie au matcha et à la mangue
20	Pudding aux graines de chia	Shawarma au poulet	Cheesecake aux noix de pécan et au citron vert
21	Oeufs brouillés	Mélange de poulet au citron	Pommes de terre rôties
22	Flocons d'avoine style muesli	Poulet balsamique	Muffins au potiron et aux courgettes
23	Flocons d'avoine	Salsa au poulet et aux olives	Houmous aux haricots blancs et au basilic
24	Porridge pour petit-déjeuner	Nouilles aux fruits de mer	Noix grillées à l'ail et au romarin
25	Omelette aux champignons et au poivron	Bol de thon au chou frisé	Recette du délice de poires rubis
26	Œufs brouillés au saumon fumé	Thon avec mélange de légumes	Compote de baies mélangées et d'orange
27	Œufs écossais à la dinde hachée	Crevettes au beurre de paprika	Pudding aux figues et au sarrasin maison
28	Smoothie aux baies vertes	Pâtes à l'ail et aux crevettes	Sauce zinguée aux myrtilles

CHAPITRE 10. DIX EXERCICES PHYSIQUES SIMPLES ET ADAPTES A TOUS POUR COMMENCER A SE METTRE EN FORME ET ATTEINDRE LES OBJECTIFS QUE VOUS SOUHAITEZ EN SEULEMENT 21 JOURS

Burpees

Le burpee est une variante des pompes qui fait travailler plusieurs muscles à la fois. Pour effectuer un burpee, commencez par faire une pompe et roulez immédiatement sur le dos, en pliant les jambes et en essayant de toucher le sol avec les coudes. Après une pompe, vous sautez et effectuez autant de burpees que vous pouvez d'affilée avant de vous baisser au sol. Si vous pouvez faire 15 pompes, vous devriez être capable de faire 10 burpees d'affilée (vous pouvez toujours continuer après avoir atteint le nombre de burpees que vous vous étiez fixé).

Le Crabe

Semblable à un burpee, le crabe fait travailler divers muscles et est tout aussi difficile. Pour faire cet exercice, commencez par vous allonger sur le dos, puis lancez vos jambes en l'air de manière à vous mettre en position assise. Soulevez vos fesses du sol (jusqu'à ce que vos pieds atteignent 90 degrés), puis redescendez au sol pendant 10 secondes avant de répéter ce mouvement 30 fois au total.

Sauts à la corde

C'est un excellent exercice pour tous ceux qui aiment danser ou faire de l'aérobic, car il fait travailler plusieurs muscles différents en même temps. Pour faire des jumping jacks, il suffit de se tenir droit et de sauter aussi haut que possible dans les airs en ramenant les bras au-dessus de la tête, puis de les ramener sur les côtés après avoir touché les pieds.

Crunches

Pour faire un crunch, allongez-vous sur le sol, face vers le haut, la tête reposant sur un tapis (ou une serviette) et les mains placées derrière la tête. Ramenez ensuite les genoux vers la poitrine tout en soulevant les épaules et le haut du corps du sol. Veillez à maintenir cette position pendant 5 secondes avant de revenir lentement à la position initiale.

Coup de pied de l'âne

Le coup de pied de l'âne est un excellent exercice pour le haut du corps qui fait également travailler les muscles abdominaux. Tenez-vous à une chaise pour vous soutenir et garder l'équilibre, puis enroulez une serviette autour de vos pieds et soulevez vos fesses du sol en ne pliant que les genoux. Ensuite, tout en gardant le reste de votre corps immobile, ramenez vos jambes en position droite (comme si vous essayiez de mettre votre tête entre elles). Lorsque vous avez terminé un coup de pied d'âne, redescendez lentement au sol avant de vous relever.

Fentes à pied

Une variante des fentes où, au lieu d'utiliser des poids (ou aucun équipement), vous avancez les mains tendues au-dessus de votre tête, en alternant les jambes après chaque pas. Pour faire cet exercice, commencez par vous tenir debout, les pieds écartés pour garder l'équilibre, puis faites un pas en avant de 2 à 3 mètres avec votre jambe gauche. Tendez ensuite votre jambe gauche derrière vous et gardez vos orteils pointés vers l'avant. Ensuite, faites un pas en avant avec votre jambe droite et ramenez vos bras à la position de départ. Répétez ce mouvement de l'autre côté.

Flexion abdominale

Le redressement abdominal, également appelé "crunch", est un bon exercice pour renforcer les muscles abdominaux. Commencez par un redressement abdominal en vous allongeant sur le sol, les jambes tendues en l'air et les mains derrière la tête. Au début, vous ne pourrez peut-être atteindre que la moitié de votre corps. Ensuite, vous devriez être capable de soulever complètement votre torse du sol avec les jambes tendues (et de le redescendre lentement).

Planche latérale

La planche latérale est un moyen fantastique de faire travailler les deux côtés de vos abdominaux simultanément et de renforcer vos épaules. Afin d'effectuer cet exercice, commencez par vous étendre sur le côté au sol, puis soulevez un genou vers le haut tout en maintenant l'autre jambe pliée et appuyée sur le sol. Veillez à ce que vos omoplates touchent les deux côtés de vos fesses lorsque vous expirez fortement (expirez normalement).

Squats

Les squats, un autre exercice qui fait travailler plusieurs muscles à la fois, sont excellents pour renforcer plusieurs groupes de muscles et augmenter la souplesse du bas du corps. Pour effectuer un squat, tenez-vous d'abord debout en écartant les pieds pour garder l'équilibre, puis accroupissez-vous le plus loin possible en alignant vos genoux avec vos pieds. Revenez à votre position de départ et répétez le mouvement en gardant les genoux relativement hauts (mais pas plus bas que les hanches).

Voile

Cet exercice fantastique combine beaucoup de mouvements différents en un seul exercice, il est donc idéal pour travailler les muscles difficiles à atteindre, comme les muscles du ventre. Pour réaliser cet exercice, mettez-vous en position de pompes, puis commencez par lever les bras sur le côté tout en gardant la tête droite. Ensuite, rapprochez les mains et soulevez le corps du sol tout en déplaçant les bras dans un mouvement circulaire de rotation vers l'extérieur. Ensuite, revenez lentement à la position initiale avant de vous baisser à nouveau.

CONCLUSION

Je vous remercie d'avoir lu ce livre. De nombreuses personnes souffrent d'inflammation, une maladie courante caractérisée par des symptômes tels que la douleur, la rougeur et le gonflement. L'inflammation est également une réaction à une blessure ou à un rejet des propres tissus de l'organisme. Éviter les activités qui provoquent l'inflammation et prendre un ensemble de médicaments anti-inflammatoires si nécessaire peuvent aider à réduire ses effets.

Les personnes incapables de contrôler l'inflammation sans médicaments peuvent développer de graves complications comme le diabète et les maladies cardiaques. Une mauvaise alimentation, des blessures, le stress, certains médicaments et le tabagisme sont quelques-uns des nombreux facteurs qui peuvent provoquer une inflammation.

Si vous ne voyez pas de résultats immédiatement, il est important de prêter une attention particulière à tous les signes que votre corps peut vous envoyer. Cependant, le corps peut mettre beaucoup de temps à se rétablir naturellement et à rétablir l'équilibre.

Il est également important de se rappeler que de nombreux facteurs différents peuvent contribuer à l'inflammation dans le corps et que ces facteurs peuvent varier d'une personne à l'autre. C'est pourquoi, en tant qu'individu, il est essentiel de prêter une attention particulière à votre propre corps en prenant régulièrement des mesures pour savoir ce qui fonctionne et ce qui ne fonctionne pas.

Il est crucial d'écouter votre corps plutôt que votre esprit. Enfin, n'oubliez pas que de nombreux facteurs peuvent provoquer une inflammation dans votre corps, et il est essentiel de surveiller tout changement dans votre routine quotidienne. Si vous remarquez des changements importants, vous aurez peut-être besoin d'une personne plus expérimentée en matière de remèdes naturels pour améliorer votre santé.

Merci d'être ici. J'ai passé beaucoup de temps à écrire ce manuscrit, et maintenant j'ai besoin de votre aide pour le vulgariser. Cela aurait un impact significatif sur moi ; j'aurais vraiment une

Il est très agréable de recevoir des commentaires positifs de votre part sur Amazon; vos commentaires sont beaucoup plus importants que vous ne le pensez!